아이 사랑 행복 마사지

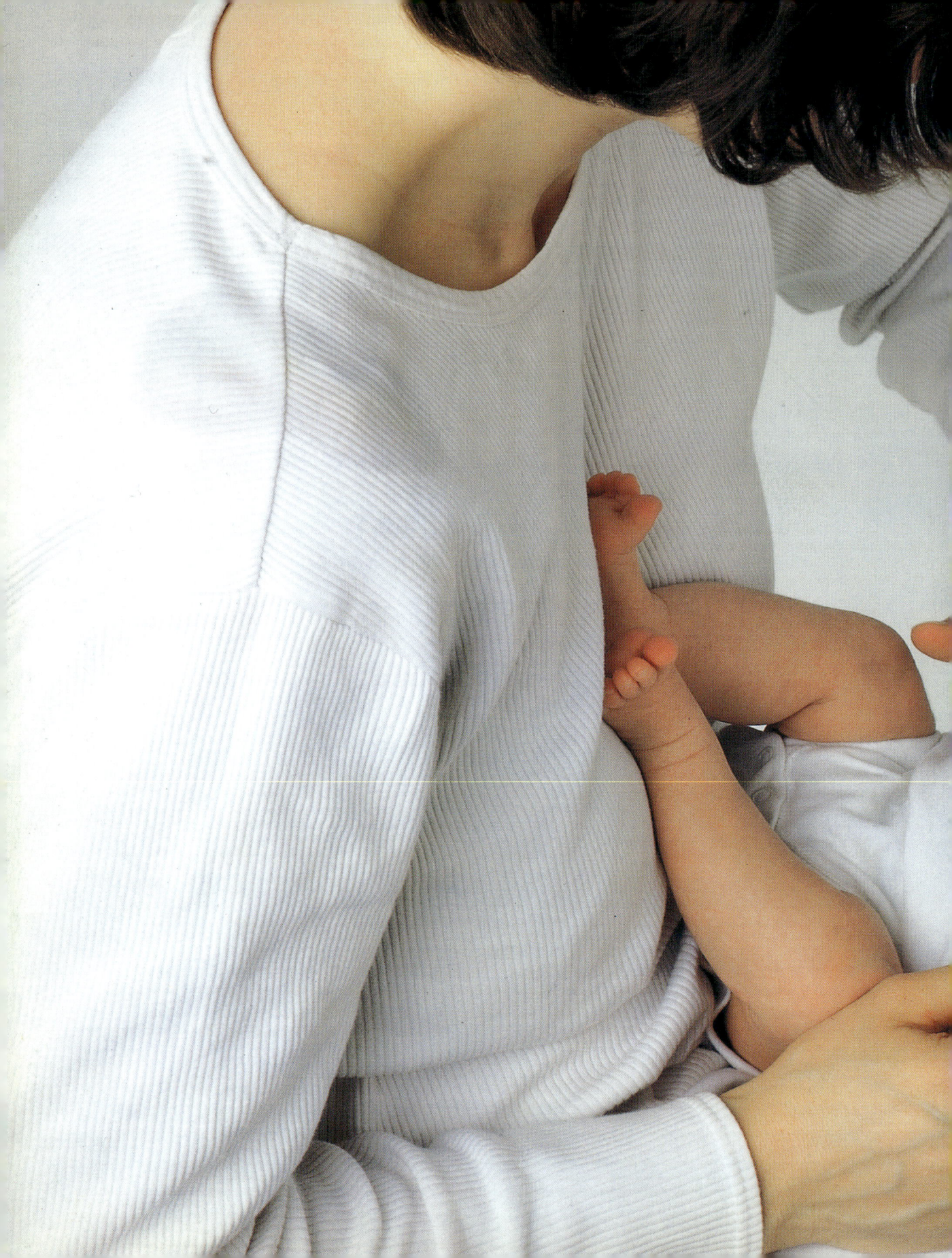

아이 사랑 행복 마사지

강대인 감수
마리아 머케티 지음
김효명 옮김

아카데미북

차   례

작가의 말

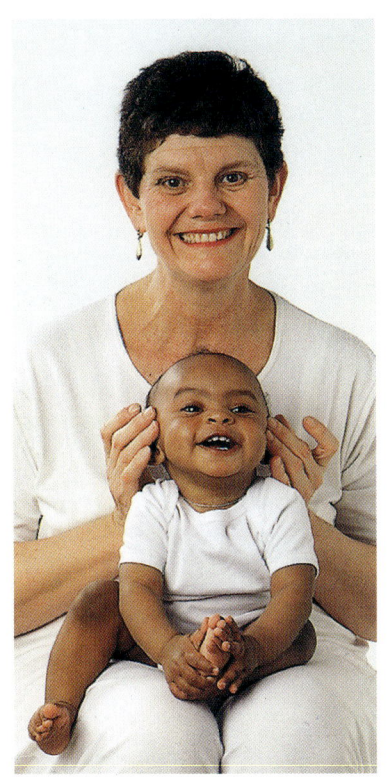

나는 한 어머니로서 아이를 전체론의 관점에서 자연스럽고 충실하게 키우는 것이 좋다고 생각해 왔다. 나는 네 아이들의 식단과 수면을 조심스럽게 조절하며, 유아병 치료에 약의 사용을 최대한 절제했다. 돌이켜보면 나의 육아 방식이 만족할 만하지만, 지금부터 여러분에게 소개할 지식을 그때부터 알고 있었다면 더욱 좋지 않았을까 생각한다.

유아를 위한 추나는 동양인들이 가장 중요한 발육기인 생후부터 다섯 살까지의 건강한 신체, 강한 면역 체계, 지능 발달을 위해 개발한 요법이다. 추나 요법은 질병에 대한 저항력을 키우고 두뇌를 자극하기 위해 신체 내부 기관을 튼튼하게 만들고 균형을 이루게 해준다. 나는 뛰어나고 끈기 있는 한의학자들에게서 이 요법을 배우면서, 추나 요법을 생후부터 지속적으로 사용한다면 뛰어난 효과를 얻을 수 있다는 사실을 알게 되었다.

유아를 위한 추나 요법은 동양의 전통 한방 병원이나 한의원에서 발열, 구토, 설사, 경기 등의 일반적인 유아병에 대한 치료법으로 사용된다. 또한 이는 여러 유치원에서 일상적으로 사용되며, 아이들은 얼굴을 스스로 마사지하여 시력을 강화하기도 한다.

나는 1990년에 남편과 함께 첼튼햄에 설립한 버디하모닉스 (BODYHAYMONICS)®에서 추나, 침술, 태국과 인도네시아 전통 마사지, 아이를 키우는 부모를 위한 추나 건강 관리 및 치료법을 가르쳤다.

이 책의 목적은 독자에게 추나 요법을 알려 주어 더욱 행복하고, 밝고, 건강한 아이를 기르도록 하는 것이다.

마지막 장은 일반적인 유아병에 대한 기본적인 치료법을 포함했다. 여러분이 추나의 혜택을 받을 수 있기를 바란다.

이 책의 사용법

이 책 '아이 사랑 행복 마사지'는 아이의 정신과 신체, 영혼이 건강하게 자라도록 돕는 전통 치료 마사지를 소개한다.

1장은 추나가 기반하는 전통 한의학 이론을 간략하게 소개한다. 추나의 특징을 살펴보고, 이것이 아이의 신체와 정신의 개발에 어떻게 이용되는지 설명한다. 2장은 기본적인 추나 마사지 기술인 주무르기, 쥐기, 문지르기를 선명한 사진과 지침을 통해 설명한다. 3장과 4장의 마사지 과정과 요법을 시도하기 전에 2장의 기본 기술에 익숙해지자.

3장의 건강 마사지는 최고의 건강, 행복, 신체와 정신 발달을 위하여 신체의 에너지 균형을 회복하는 독특한 전신 마사지이다. 이 마사지는 일곱 부분으로 나뉘어져 있어 신체 각 부위에 집중할 수 있다. 각 부분은 해당 마사지에 필요한 위치와 부위를 보여 주는 사진으로 시작한다. 단계별 지침에서 마사지 기술이 완전하게 묘사되어 있기 때문에 마사지 부위를 찾기도 쉽다.

마사지를 처음 시작하는 분이라면 한 번 할 때마다 한 부분에 집중하기 바란다. 모든 마사지 과정에 익숙해졌다면 자신이 원하는 순서대로 마사지하면 된다. 이상적인 조건이라면 전신 마사지를 일주일에 두 번 해야 되지만, 이보다 덜 시행하더라도 아이는 마사지의 효과를 볼 수 있다.

한의학에서 추나는 유아병을 치료하는 데에도 사용된다. 그래서 코흘림과 같은 일반적인 증상에 대한 마사지 치료 효과를 3장에 설명해 놓았다. 4장은 다섯 가지 일반적인 유아병인 감기, 기침, 밤울음과 불안정, 산통(疝痛), 이 나기에 대한 기본적인 치료법을 설명했다.

마사지에 사용되는 모든 위치는 92페이지에 요약해 놓았으며, 해당 위치의 혈의 이름과 찾는 법을 함께 수록했다.

신체 기관에 대한 해부학적 용어는 한의학에서 서양보다 더 넓은 의미로 사용된다. 한참 성장중인 아이는 성인에 비해 혈이 뚜렷하지 않으며, 또 아이에게만 해당되는 혈이 있다. 정확한 위치를 찾기 어려울 때는 그 주위를 두루 마사지한다는 생각으로 하면 된다.

Chapter 1

추나의 힘

어린 아기를 안고 포옹하고 싶은 수많은 부모들의 자연스러운 본능은 우연의
일치가 아니다. 촉각은 아기가 태어난 직후에 가장 많이 개발되는 감각이며,
이것은 아기의 의식과 감정, 자율 신경계에 긴밀하게 연결되어 있다. 그리고
포옹은 편안하고 따뜻하며 사랑스런 행위로, 아기의 신체와 정신의 발달에
긍정적인 효과를 준다. 전세계의 부모들은 안기, 쓰다듬기, 자신의 신체에
아기를 밀착시켜 업기, 마사지를 통해 아이들이 필요로 하는 접촉을
제공한다.

한의학에서는 치료는 물론 신체와 정신의 발달을 위해 최소한 700년
이상 아기 마사지를 시행해 왔다. 이는 약초, 침술 등과 함께 전통 한의학의
치료법인 추나 마사지에서 비롯되었다.

전통 한의학은 우주 전체에 통하는 생명력인 기(氣)라는 개념에
기반한다. 기는 모든 생명을 이루는 힘이며, 모든 생명체에 흐른다.

기의 흐름과 균형을 통해 성장, 건강, 잠재력 등 아기의 모든 면이
결정된다. 기 흐름은 운동, 잠, 식사 등의 신체적인 조건뿐만 아니라 감정에도
영향을 받는다. 이러한 요인 중에서 하나라도 문제가 생기면 기의 흐름이
과다하거나 부족해진다. 과식, 기름진 음식 섭취, 울화가 기의 흐름을
과다하게 만드는 예라고 할 수 있다. 감정을 경험하고 표현하는 것은 건강한
일이지만, 과도한 흥분인 긍정적 감정인 기쁨과 부정적인 감정인 분노는 기의

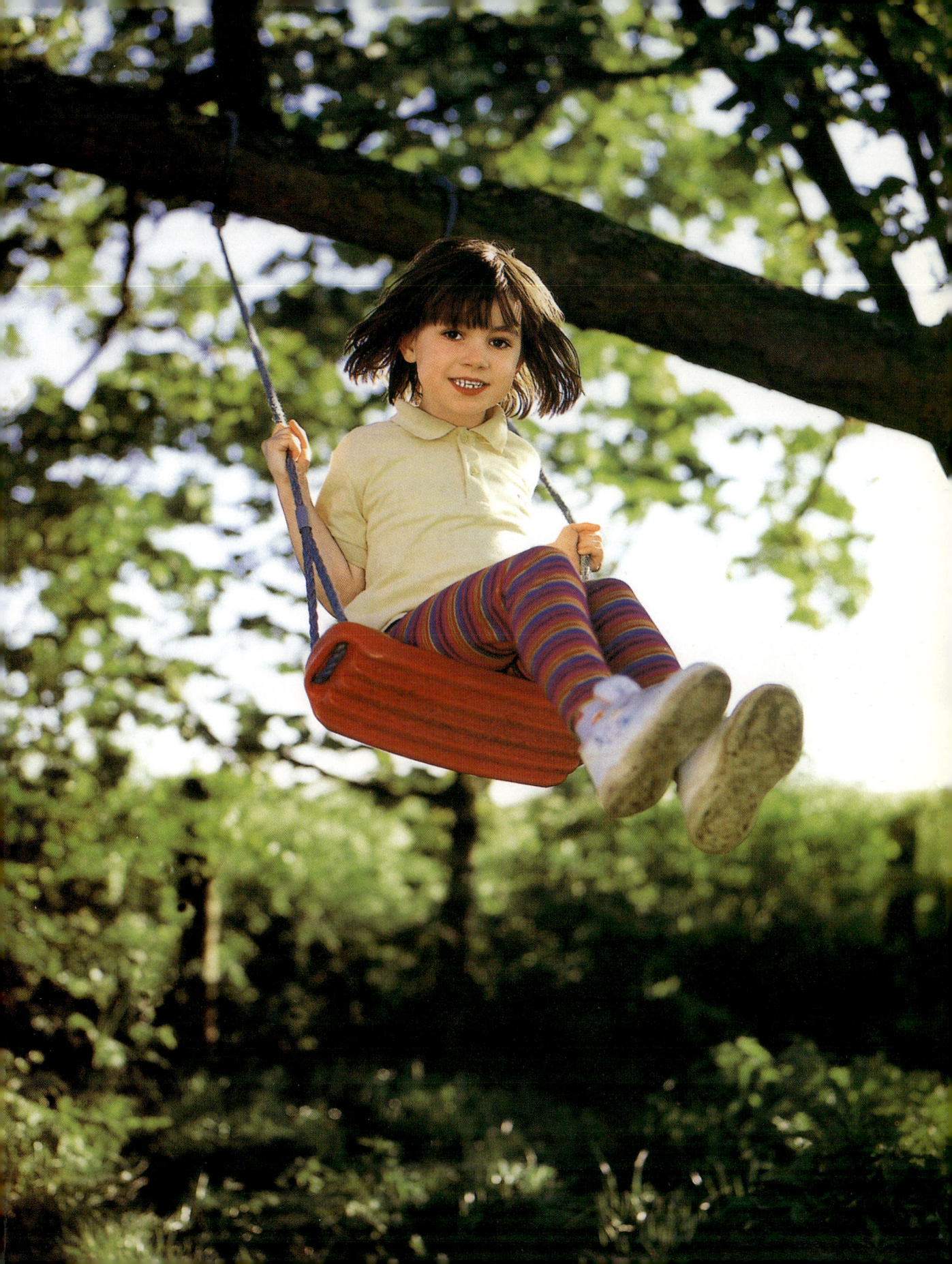

흐름에 영향을 끼쳐 불안정을 가져오거나 수면에 방해를 준다. 기 부족은
현대 생활에서는 일상적인 패스트푸드 섭취, 수면 부족, 운동 부족에서
비롯된다. 과다함과 부족함을 피하고 생활의 모든 면에서 균형과 조화를
갖추는 것이 한의학의 생활 방식이지만 이를 성취하기는 쉽지 않다.

추나는 기 흐름의 균형을 회복하는 강력한 요법이다. 신체의 특정
위치와 부위에 집중하면 기 흐름을 조절할 수 있는데, 추나 마사지는 전신의
기를 회복하고 자유롭게 흐를 수 있도록 도와준다. 한의학의 시각에 의하면,
건강하고, 행복하고, 밝은 아이는 기의 흐름이 자유롭기 때문이다.

아이의 잠재력

모든 아기는 신체적 · 감정적 · 지적 성장과 발달에 대한 엄청난 잠재력을
보유하고 있지만, 두 가지 한계를 가지고 있다.

첫 번째는 아기의 유전적 '청사진' 인데, 이는 바뀌지 않는다. 아이는
유전자 지도의 한계에 따라 성장하고 생활하게 된다. 평균적으로 건강한
아기는 자기 개발과 성취를 위한 거의 무한한 잠재력을 가지고 있다.

두 번째 한계는 아기의 환경이다. 유아 시절인 아기의 인생에서 가장
중요한 사람들은 부모이며, 이들은 아이의 성장에 근본적인 영향을 주는
책임과 기회를 갖는다. 3장의 건강 관리법은 추나를 이용해 아이의 잠재력을
이끌어 낼 수 있는 기회를 제공한다. 잠재력을 이끌어내는 열쇠는 기(氣)이며,
한의학에서는 3,500년 전부터 추나를 이용해 이를 이끌어 냈다.

아이의 기를 증대하는 방법

앞서 살펴보았듯이 기 흐름은 수면, 운동, 식사와 같은 신체적인 요인에
영향을 받는다. 추나는 기 흐름을 조절하고 균형을 이루어 주지만, 수면과
영양, 운동이 부족하면 효과를 얻기가 어렵다. 모든 의료 전통에서 식사,
수면, 운동의 세 가지 요소를 아이의 건강한 성장과 개발에 필수적인 것으로
간주한다. 그리고 어린 시절에 정해진 습관은 이후 인생의 건강과 행복에
지속적인 영향을 주기 때문에 아이에게 좋은 습관을 심어 주는 것은 매우
중요하다.

건강한 아이들은 자연스럽게 에너지에 충만해 있다. 육체 활동은 근육을

강화하고 발달시킨다. 어린 아기조차도 많은 시간을 다리를 차고 팔을 휘두르며 움직인다. 이들은 자라면서 몸을 구르고, 앉고, 기어가며, 결국 걷기 시작한다. 즉 아이들은 걷게 될 때까지 끊임없이 움직인다. 규칙적인 운동은 혈액 순환을 도와 산소 공급을 증가시키는데, 혈액 순환과 산소는 모두 신체의 기 흐름을 자극한다. 이렇게 기 흐름을 촉진시키면 추나 마사지는 근골의 발달과 신체 조절을 더욱 효과적으로 개선할 수 있다. 그러므로 공기가 좋은 바깥에서 아이가 충분히 놀 수 있도록 하고, 유모차나 차를 이용하기보다는 걷는 기회를 주도록 한다.

아이를 건강하게 하고 기를 증진시키는 식사는 균형을 이루어야 하며, 익히지 않거나 조금만 익힌 신선한 과일과 채소를 많이 섭취시켜야 한다. 아이가 섭취하는 유해 물질의 양을 줄이기 위해 가능하면 유기농 식품을 구입하도록 한다. 맛, 보관, 색을 위해 건강에 좋지 않은 화학물을 첨가하는 가공 식품은 되도록 피한다. 다량의 설탕과 인공 감미료 그리고 색소가 들어간 탄산 음료와 사탕, 지방과 소금이 많은 감자칩과 과자가 아이의 식단에 규칙적으로 혹은 자주 오르는 것을 절대로 피한다.

아이가 매우 어릴 때부터 다양한 종류의 건강 식품과 별미를 맛보게 한다면 다양한 맛을 즐길 수 있게 된다. 고형 식품을 먹을 수 있게 되면, 준비한 건강 음식을 (깨끗한) 새끼손가락으로 찍어서 아이가 맛보게 한다. 아이의 건강에 좋다는 것을 안다면 아이가 싫어하더라도 포기하지 말고 음식을 섭취할 수 있게 하자.

외부의 악(惡)

한의학에 의하면, 모든 병은 기 흐름의 불균형에서 비롯된다. '외부의 악' 인 바람, 추위, 습기, 열은 신체를 침투하여 기의 흐름을 방해하고 질병을 일으킬 수 있다.

바람은 감기, 인후염, 기침 등의 급성 질환을 일으킬 수 있다.
공기가 차지 않아도 아이에게 따뜻한 옷을 입혀 외풍으로부터 보호한다. 더운 여름날이라도 열린 차창으로 들어오는 바람이 나쁜 영향을 끼칠 수 있다.

추위는 신체를 차게 하여 피부의 혈액 순환을 느리게 하며 가슴과 배에 문제를 일으킨다. 아이스크림이나 차가운 음료수와 같은 차가운 음식을 피하고, 아이를 따뜻하게 입혀 추운 날씨에 대비한다.

습기는 설사를 일으킨다.
지방 혹은 설탕이 많은 음식을 피한다. 이런 음식은 신체를 습기에 노출시킨다.

열이 과도하게 많다면 고열, 염증, 변비를 일으킨다.
여름에 태양을 피하고, 집을 너무 덥게 하지 않는다.

추나는 기의 흐름과 균형을 도우며 면역 체계를 자극하고, 위에 제시한 네 가지 외부의 악으로부터 아이를 보호한다.

한의학에서는 수면 시간이 모든 신체 기능을 정리하는 시간으로 간주한다.
이때 균형이 조절된 기의 영향으로 상처가 치유되고 회복될 수 있다.
움직임과 의식적인 정신 활동에 에너지를 소모할 필요가 없기 때문에 기는
잠자는 도중에 성장과 개발을 돕는다. 매일 두세 시간씩 잠을 덜 자면 결국
신체 기능 저하, 집중력 부족, 활력 저하, 건강 악화, 심정적 장애가 일어나게
된다.

추나의 이론

아이에게 마사지를 하기 위해 추나의 복잡한 이론을 모두 알 필요는 없지만,
한의학의 기본 개념을 이해한다면 추나가 건강과 행복을 증진하고 유지할 수
있는 강력한 도구라는 점을 깨달을 수 있을 것이다.

　　모든 동양 철학의 핵심은 음양 개념이다. 이는 우주 만물에 공통적으로
존재하는 두 가지 근본적이고 상반된 특성이다. 어떠한 것도 완벽하게 음
내지 양만을 가지고 있지 않다. 음과 양은 상대적으로만 존재할 수 있다.
예컨대 '차가움'은 음의 기운에 가깝고, '따스함'은 양의 기운에 가깝다.
음양의 다른 예로는 느림과 활발함, 졸림과 깨어 있음, 조용함과 시끄러움
등이 있다. 또한 음양은 멈춰 있지 않으며, 밤(음)이 낮(양)으로 바뀌듯이
끊임없이 상호 작용하여 변화의 순환 고리를 이룬다. 한의학은 이 '변화'를
생명의 기본 특징이라고 간주한다.

　　우주 만물의 생명력인 기는 8페이지에서 설명했다. 기는 경락(經絡)을
통해 신체에 흐르며, 기 흐름의 방해는 곧 고통, 질병에 대한 노출, 성장
과정의 방해로 나타난다. 경락의 전통적인 체계는 이미 4,000년 전에
세워졌고, 모든 전통 한의학의 기본이 되었다. 각 경락은 주요 기관으로
흐르는 기를 제어하며, 기관의 이름을 따른다. 예를 들어 방광은
족태양방광경(足太陽膀胱經), 비장은 족태음비경(足太陰脾經)이다. 한의학
이론에 의하면, 신체 기관은 단순한 신체 부위일 뿐만 아니라 다양한 기능을
담당하는 체계이다. 경락을 통해 영향을 받는 기능의 일부가 17페이지에
설명되어 있다.

　　경락의 특별한 위치를 경혈(經穴)이라고 부르며, 기의 흐름은 마사지를
통해 제어될 수 있다. 경혈은 자신이 위치하고 있는 경락의 명칭과 번호를

건강한 수면
어린아이들은 대부분 낮잠을
자야 하며, 밤잠도 충분해야
한다. 방해받지 않는 숙면이
많아야 건강하게 성장하고
발육에 좋다.

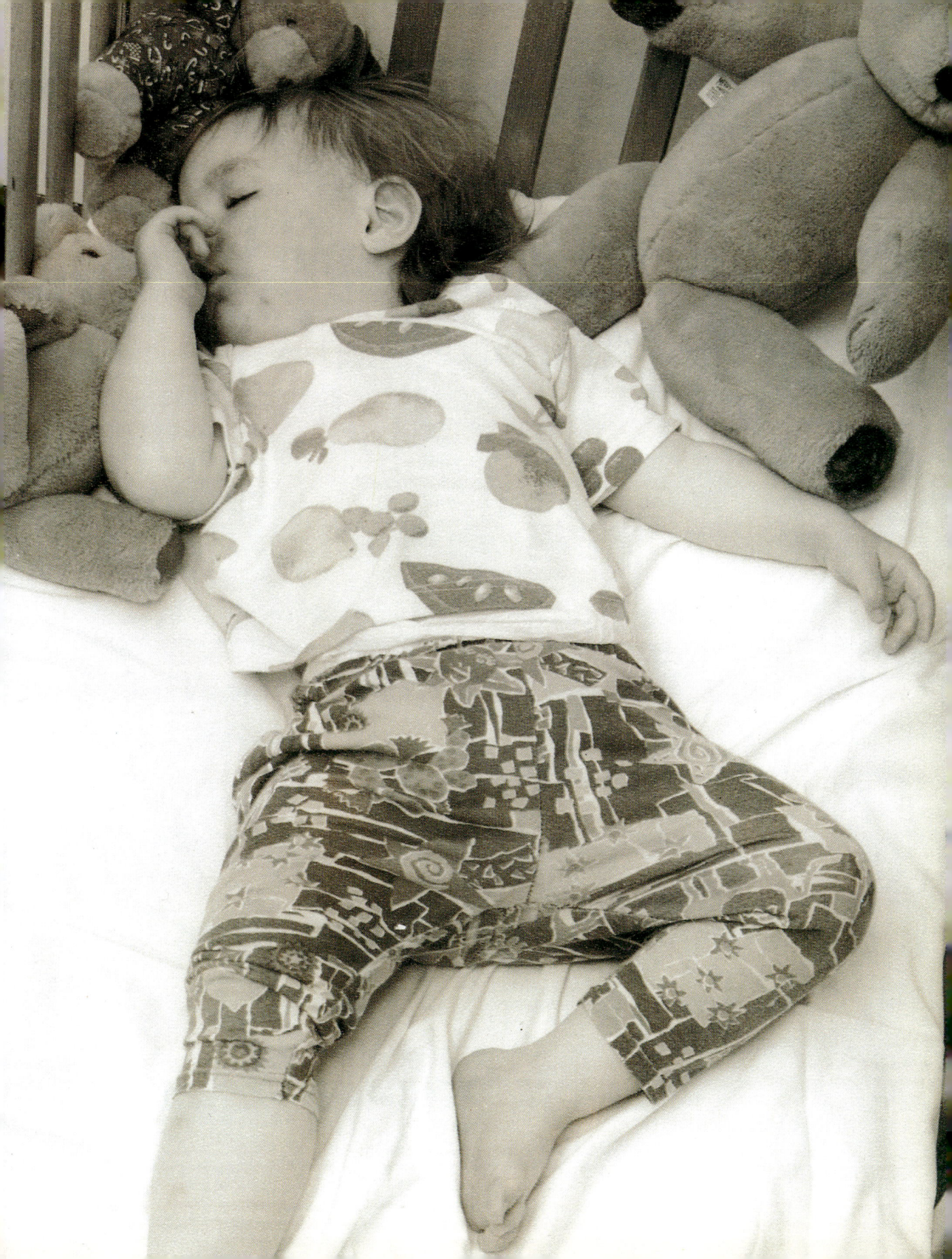

따른다. 예를 들어 비장(Spleen) 6 혹은 대장(Large Intestine) 4라고 한다. 경혈 마사지는 경락 전체에 대한 기 흐름과 기관뿐만 아니라 신체 전체에 깊은 영향을 줄 수 있다. 예컨대 다리의 족양명위경(足陽明胃經)에 위치한 경혈을 마사지하면, 배와 관련된 경락이기 때문에 소화가 증진된다.

우주 만물이 음과 양으로 구분되듯이 신체 기관도 마찬가지다. 딱딱한 기관인 폐, 콩팥, 간, 심장, 비장이 음기관이며, 속이 비고 외향적인 기관인 대장, 방광, 쓸개, 소장, 위가 양기관이다. 건강하게 자라려면 아이의 모든 기관 체계가 정확한 음과 양의 균형을 이루어야 한다. 추나는 기관의 음양 균형을 관장하는 기 흐름을 조절하여 이를 증진시킨다.

내팔괘(內八卦)

초기 동양 철학자들은 자신들을 둘러싼 세계에서 관찰되는 현상들을 설명하려고 노력했다. 가장 오래된 이론은 우주를 여덟 가지 에너지로 설명했다. 이것은 하늘 건(乾), 강 태(兌), 불 이(離), 번개 진(震), 바람 손(巽), 물 감(坎), 산 간(艮), 땅 곤(坤)이며, 서로 다른 음양의 성질을 가지고 있다. 전통적으로 이 에너지는 아이의 손바닥에 나타나 있으며, 이를 '에너지의 이론' 이라는 뜻을 가진 내팔괘라고 부른다. 내팔괘는 손바닥 중앙에 있고, 반경이 가운뎃손가락 밑동까지 거리의 2/3 정도 길이이다. 시계 방향으로 내팔괘 주변을 문지르면 신체의 에너지가 균형을 이루고 기 흐름을 자극한다. 이는 체내 기관을 건강하게 만들고, 면역 체계를 강화하며, 뇌의 제어 기능을 자극하여 차분한 느낌을 준다.

오행(五行)

'여덟 가지 자연적인 에너지' 에 대한 고대 이론은 다섯 가지 원소에 대한 개념을 포함하며, 이는 현대 한의학에까지 이어져 오고 있다. 이것은 물 수(水), 불 화(火), 나무 목(木), 쇠 금(金), 흙 토(土)이며, 각 원소는 만물에 내재한 공통의 에너지의 특정한 면을 대표한다. 원소 관계의 체계는 매우 복잡하며, 사람이 환경에 대응하는 다양한 방법을 반영하는 동시에 이를 설명한다. 예를 들어, 각 원소는 계절, 색, 날씨, 맛, 감정과 연관이 있다. 또한 신체 기능을 담당하는 기관들은 이들 원소의 영향하에 있다. 각 원소는 각각

내팔괘의 에너지

내팔괘는 전통적으로 팔각형으로 묘사되며, 각 면에 에너지를 하나씩 묘사했다. 각 괘는 여덟 가지 에너지에 대한 음양 관계와 각 에너지 간의 관계를 나타낸다. 끊어진 선은 음을 나타내며, 이어진 선은 양을 나타낸다. 손바닥 중앙의 태극은 음(어두운 면)과 양(밝은 부분)의 상호 작용을 나타낸다. 음과 양은 서로를 포함하며 변화한다 (12페이지 참고).

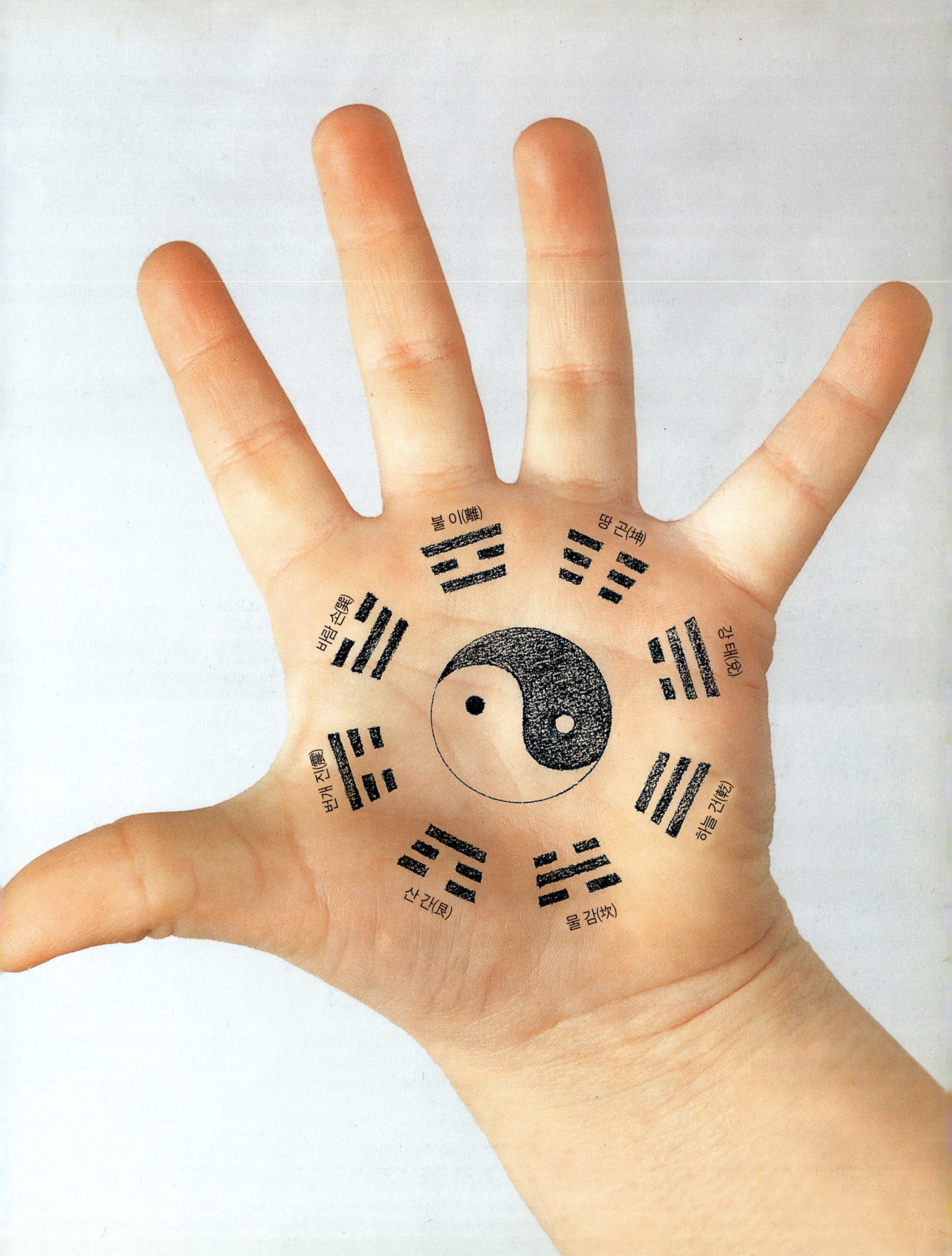

하나의 음기관과 양기관에 관련이 있으며, 그 기관들을 관장한다. 그리고 각 기관은 한 쌍으로 간주된다.

아이 손바닥의 내팔괘는 여덟 가지 자연 에너지와 관련이 있는 여덟 면을 가지고 있다(팔각형의 각면). 마찬가지로 다섯 손가락은 오행의 에너지와 각각 연관이 있으며, 해당 원소에 연결된 한 쌍의 기관과 연관이 있다. 그 관계는 오른쪽 사진에 나타나 있다. 각 손가락은 해당 원소가 관장하는 음기관에 대한 경락이다. 손가락의 기관 경락에 대한 마사지는 해당 기관 기 흐름의 균형을 바로잡아 주며, 쌍을 이루는 양기관에 반대 효과를 가져온다. 전통 한의학에 의하면 신체 기관은 뇌와 연결된 고속도로이다. 그래서 지능과 감정의 안정성은 기관들을 통해 개발된다.

어린아이들의 경락 체계는 매우 섬세하며 발육이 아직 멈추기 전이다. 아이들을 위한 추나는 성인에게 사용되지 않는 많은 경혈을 사용한다. 내팔괘, 손가락의 기관 경락, 기타 경혈 마사지로 손을 통해 내장 기관의 에너지에 영향을 주게 된다. 아이가 옷을 벗지 않은 채 마사지를 받을 수 있다는 것은 추나의 큰 장점이다. 얼굴, 팔, 다리, 가슴과 등의 일부 경혈에 대한 마사지는 추가적으로 이로운 효과를 가져다 줄 수 있으며, 어떤 것은 성인의 경혈과 일치한다. 마사지는 상황에 따라 피부에 직접 해도 좋고, 옷을 입은 채 가장 편한 대로 할 수 있다. 이것은 무더위와 추위가 공존하는 한국 기온의 특성상 나체 상태에서 마사지 받기가 부적합하여 이러한 방식으로 개발되었을 수도 있다.

질병 치료와 아이의 건강한 발육을 위해 추나는 오늘날의 한방 병원에서도 사용된다. 추나는 기 흐름의 균형을 이루는 것으로 작용하기 때문에 매우 안전한 요법이며, 전체론적인 관점에서 아이를 치료하며, 불필요한 부작용은 전혀 없다. 추나 마사지는 아이들이 좋아하는 문지르기, 두드리기, 껴안기를 통해 건강과 발육을 보완해 준다.

손가락의 기관 경락

다섯 손가락은 오행의 각 원소에 연결되어 있다. 그래서 해당 원소 에너지에 영향을 받는 기관과 연관이 있다.

● 엄지는 토(土)에 연결되어 있다.
　비장은 토의 영향을 받는 음기관이다. 이는 양기관 위와 쌍을 이룬다.

● 집게손가락은 목(木)에 연결되어 있다.
　간은 목의 영향을 받는 음기관이다. 이는 양기관 쓸개와 쌍을 이룬다.

● 가운뎃손가락은 화(火)에 연결되어 있다.
　심장은 화의 영향을 받는 음기관이다. 이는 양기관 소장과 쌍을 이룬다.

● 약손가락은 금(金)과 연결되어 있다.
　폐는 금의 영향을 받는 음기관이다. 이는 양기관 대장과 쌍을 이룬다.

● 새끼손가락은 수(水)와 연결되어 있다.
　콩팥은 수의 영향을 받는 음기관이다. 이는 양기관 방광과 쌍을 이룬다.

불 원소

가운뎃손가락은 심장과 관련이 있다.
마사지하면 정신 기능이 강화되고, 마음이
평온해지며, 순환 체계가 원활해진다.

나무 원소

집게손가락은 간장과 관련이 있다.
마사지하면 눈이 맑아지고, 의지가
강해지며, 결단력이 생긴다.

쇠 원소

약손가락은 폐장과
관련이 있다. 마사지하면
공기 중의 기를 흡수하고
전신에 퍼지게 하는
작용이 개선된다.

흙 원소

엄지는 비장과 관련이 있다.
마사지하면 소화가 잘되고 근육이
튼튼해진다.

물 원소

새끼손가락은 신장과
관련이 있다.
마사지하면 관절이
튼튼해지고, 몸 전체에
활력이 생긴다.

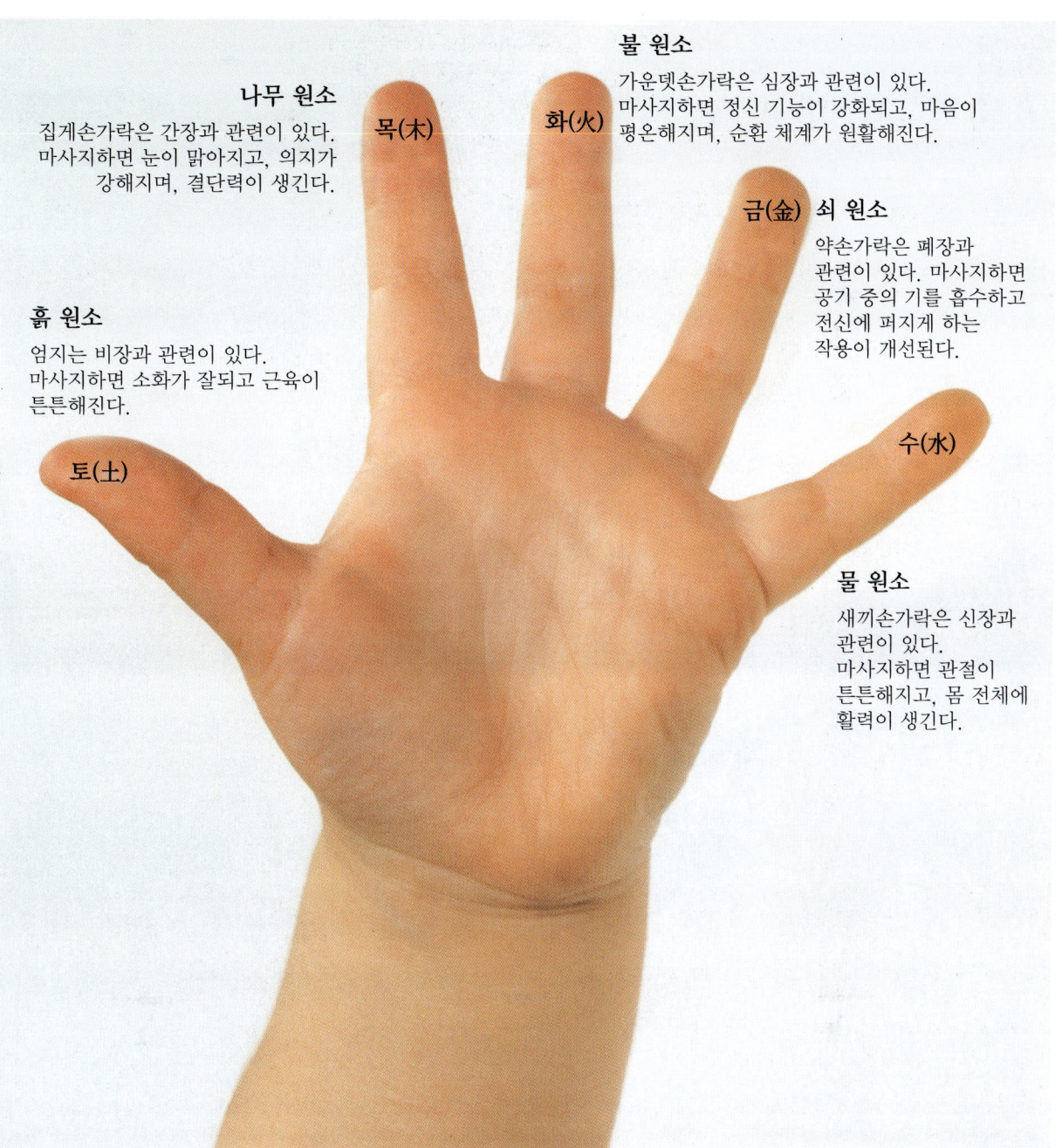

목(木)　화(火)　금(金)　수(水)　토(土)

Chapter 2

마사지 기술

3장의 건강 마사지를 습득하기 전에 추나 마사지의 3
가지 기본 기술 — 문지르기, 쥐기, 주무르기 — 에
익숙해질 필요가 있다. 이는 다음 사진과 지침을 통해
정학하게 배울 수 있다.

아이를 마사지하기 전에 자신의 다리나 팔에
연습하기 바란다.

드러낸 몸통, 팔, 다리, 손 등을 마사지하기 전에
손가락에 향이 없는 유아용 파우더를 약간 뿌려 피부에
부드럽게 한다. 이는 어린 아기의 섬세한 피부를
마사지하는 경우에 특히 중요하다. 얼굴과 이마를
마사지할 때는 물이나 번들거리지 않을 정도로 적은
양의 매우 연한 기름을 사용할 수 있다.

마사지를 하기 전에, 손톱이 짧고 손이 따뜻한지
확인한다. 부드럽게 마사지하라는 지시가 있는
경우라면 더욱 가볍고도 안정된 느낌으로 마사지한다.

경고 : 상처, 통증이 있는 부위, 습진 등이 있는 부위는
마사지하지 않는다.

문지르기의 효과
- 신체를 부드럽게 하며, 휴식을 돕는다.
- 몸을 따뜻하게 한다.
- 기를 흐르게 한다.
- 혈액 순환을 자극한다.

주무르기의 효과
- 기 흐름을 증진시킨다.
- 피부 밑의 조직에 기가 쉽게 흐르도록 한다.

쥐기의 효과
- 기를 흐르게 한다.
- 조직이 건강하게 발달할 수 있도록 자극한다.

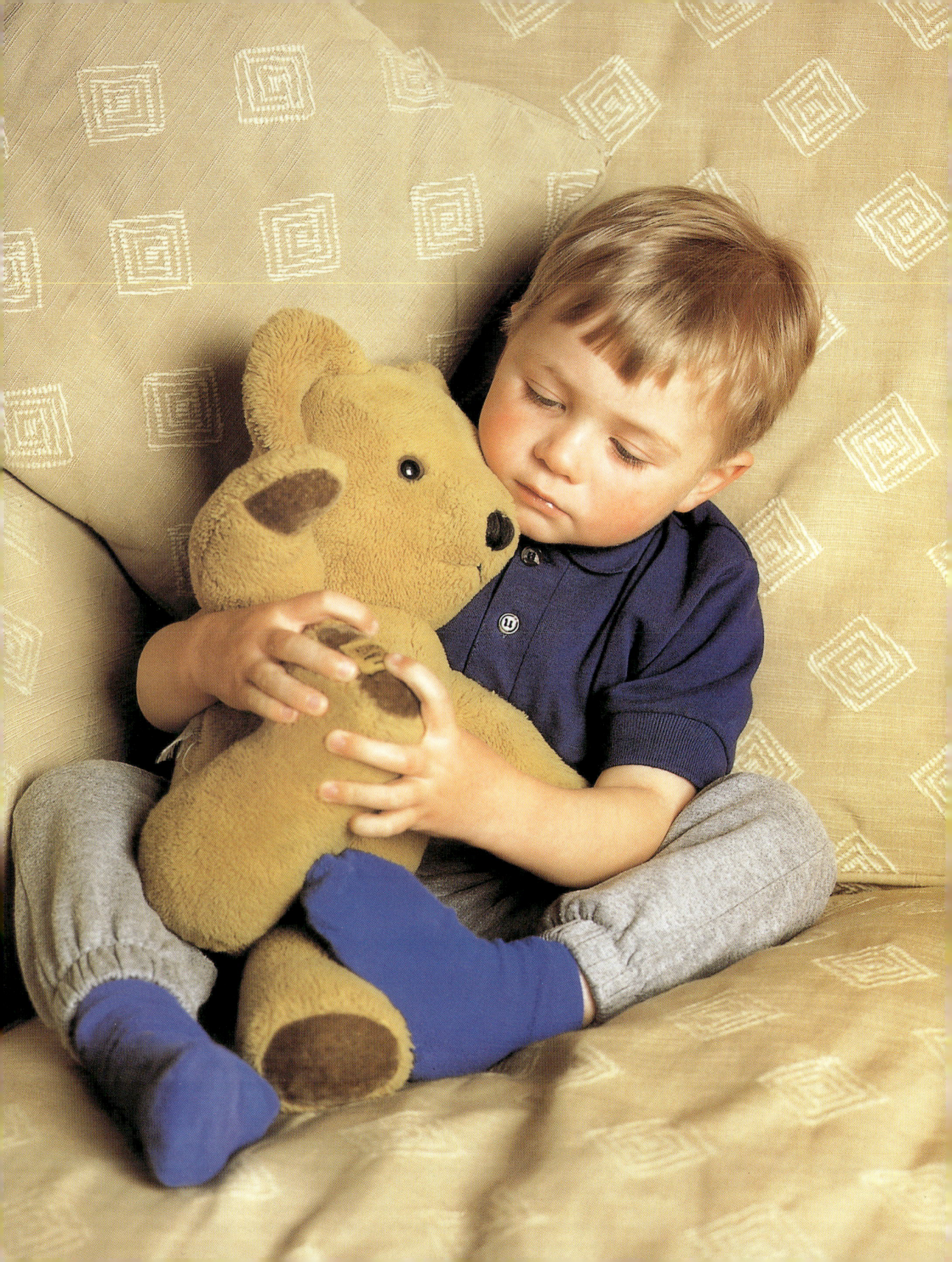

문지르기

피부를 문지르는 행위는 마찰을 일으켜 따뜻함을 주며, 이는
기를 흐르게 한다. 마사지 부위에 가볍고 신속한 동작과 일정한
압력을 주어 앞뒤로 문지른다. 드러난 피부에 또는 옷을 입은
채 문지를 수 있다.

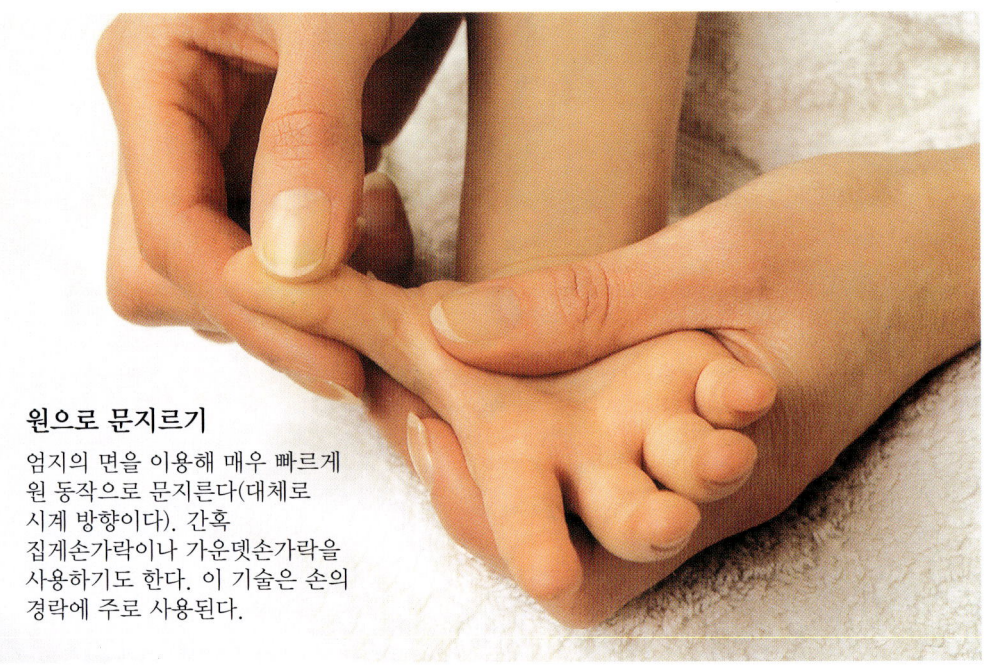

원으로 문지르기

엄지의 면을 이용해 매우 빠르게
원 동작으로 문지른다(대체로
시계 방향이다). 간혹
집게손가락이나 가운뎃손가락을
사용하기도 한다. 이 기술은 손의
경락에 주로 사용된다.

직선으로 문지르기

엄지의 면을 이용해 신속하게
일직선으로 문지른다. 어떤
마사지는 한 방향으로만
문지르고, 어떤 마사지는
앞뒤로 문지른다. 3장에 소개될
어떤 마사지는 양손의 엄지를
이용해 팔목의 중앙에서
바깥쪽으로 동시에 밀어내는
동작이 있다.

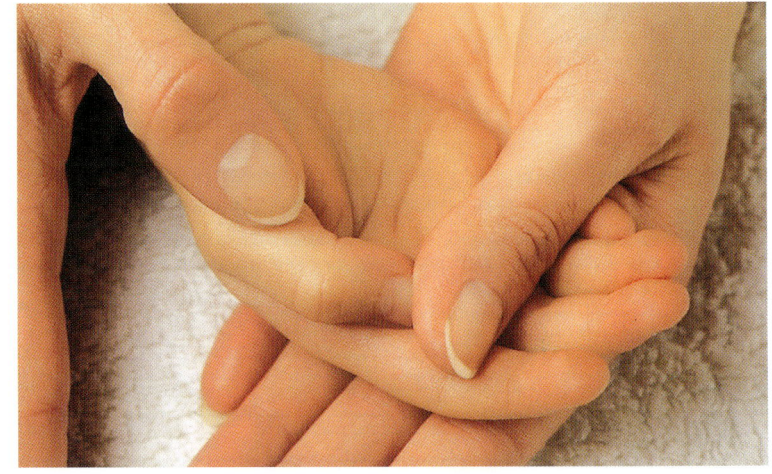

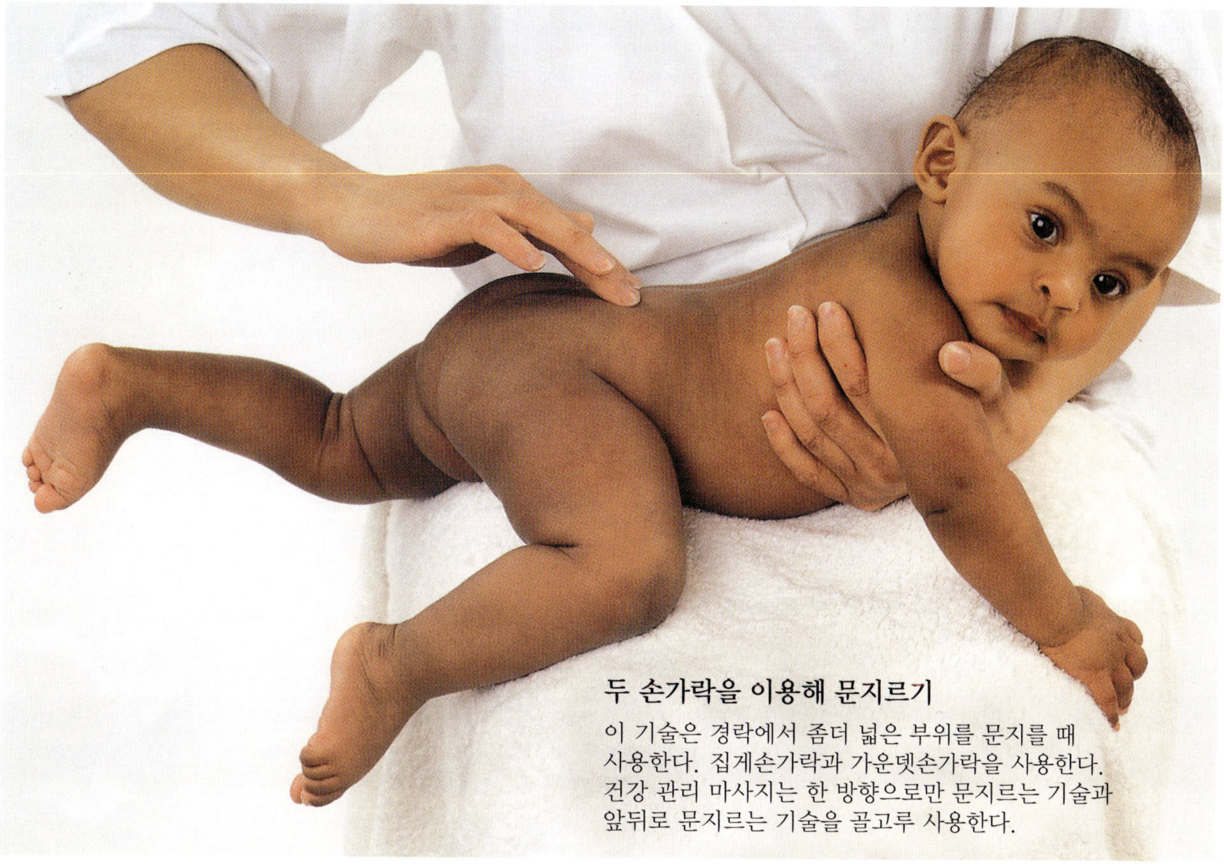

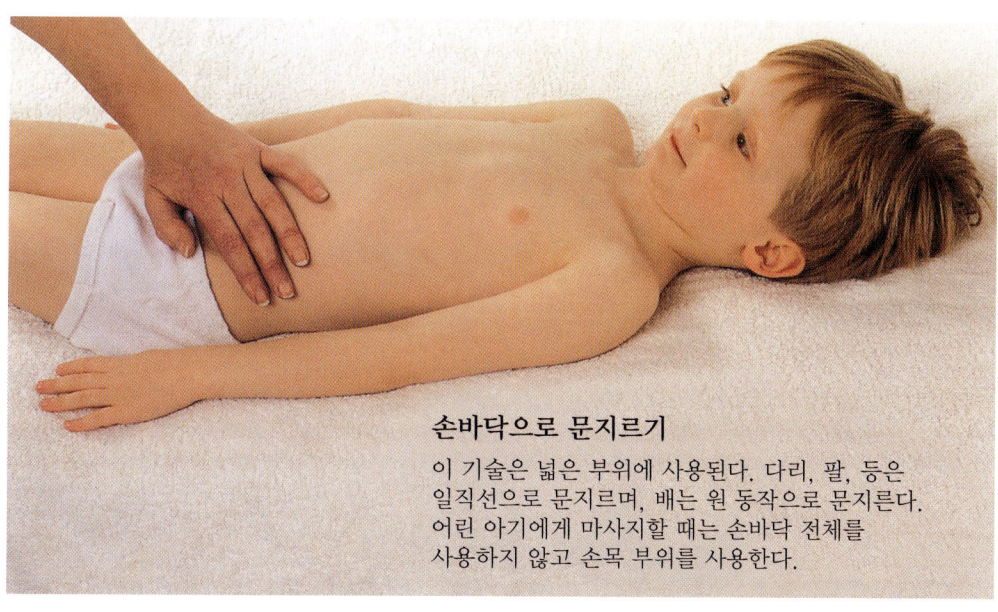

두 손가락을 이용해 문지르기

이 기술은 경락에서 좀더 넓은 부위를 문지를 때
사용한다. 집게손가락과 가운뎃손가락을 사용한다.
건강 관리 마사지는 한 방향으로만 문지르는 기술과
앞뒤로 문지르는 기술을 골고루 사용한다.

손바닥으로 문지르기

이 기술은 넓은 부위에 사용된다. 다리, 팔, 등은
일직선으로 문지르며, 배는 원 동작으로 문지른다.
어린 아기에게 마사지할 때는 손바닥 전체를
사용하지 않고 손목 부위를 사용한다.

주무르기

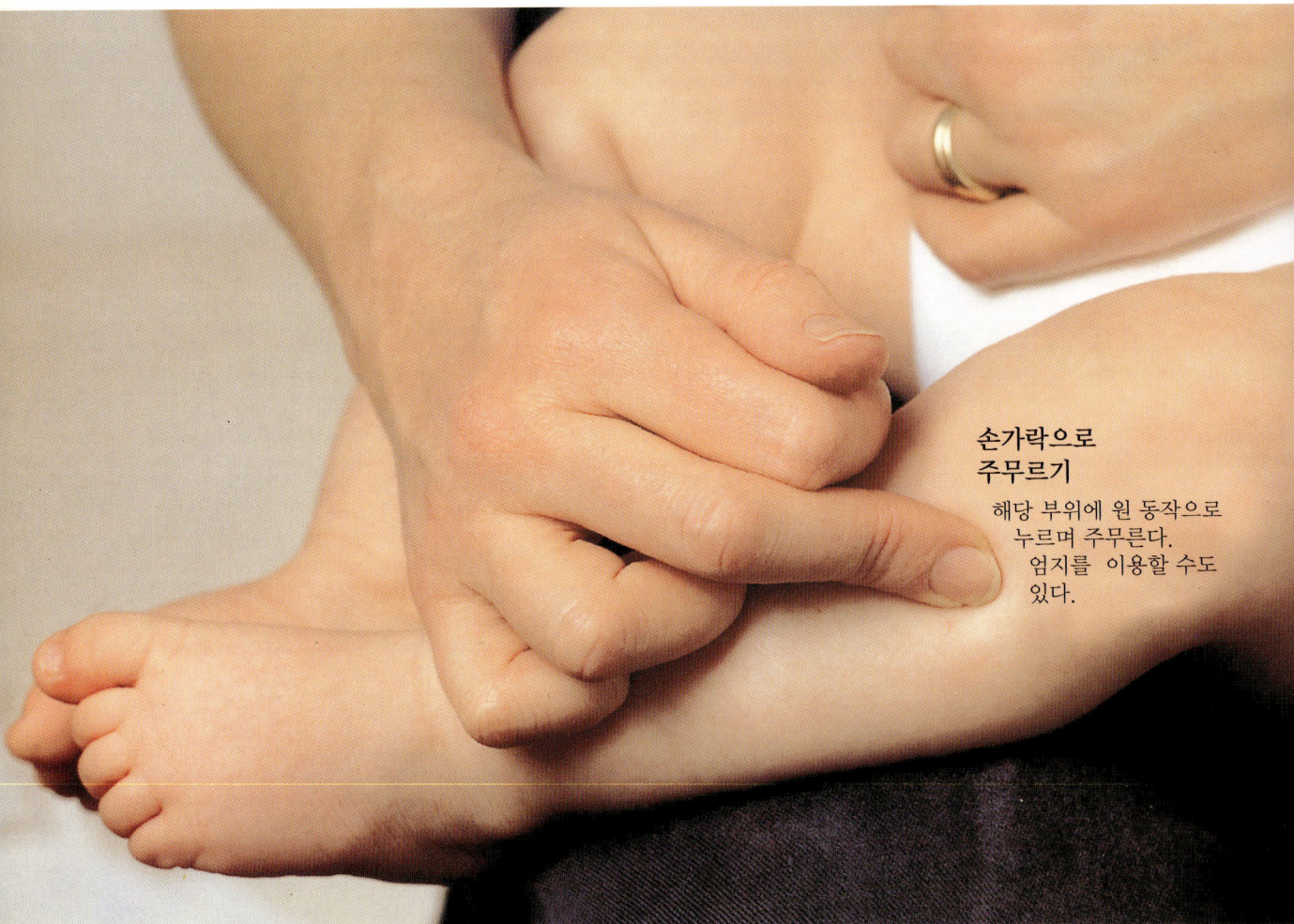

손가락으로 주무르기

해당 부위에 원 동작으로 누르며 주무른다. 엄지를 이용할 수도 있다.

주무르기는 움직이며 부드럽게 누르는 행위이다. 문지르기처럼 손이 피부 위에서 마찰하지 않지만, 피부 밑 조직을 움직인다는 느낌으로 한다. 동작은 앞뒤로 또는 원이 된다.

　　주무르기는 기의 흐름을 제어할 수 있는 경혈을 자극하기 위해 사용된다.

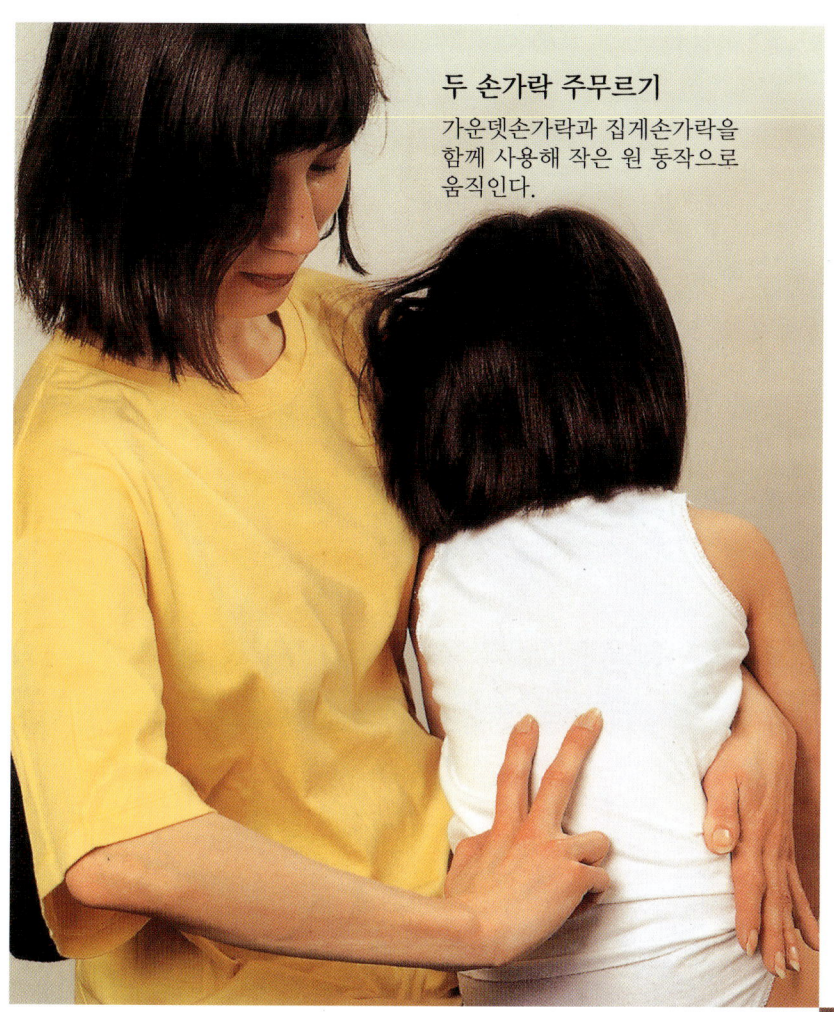

두 손가락 주무르기

가운뎃손가락과 집게손가락을
함께 사용해 작은 원 동작으로
움직인다.

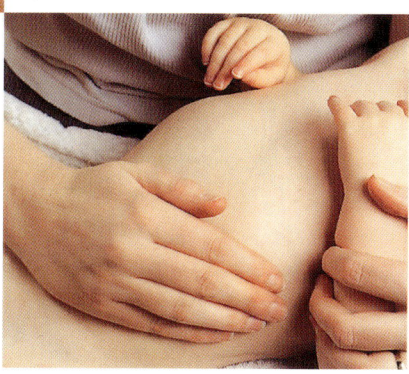

손바닥의 손목 부위를
이용해 주무르기

넓은 부위는 손바닥의 손목
부위를 이용해 원 동작으로
주무른다.

쥐기

쥐기는 반대편의 조직을 동시에 누르는 동작인데, 주로 엄지를
집게손가락과 가운뎃손가락을 향해 누른다. 쥘 때마다 약하게
살을 들어올리는 느낌으로 한다.

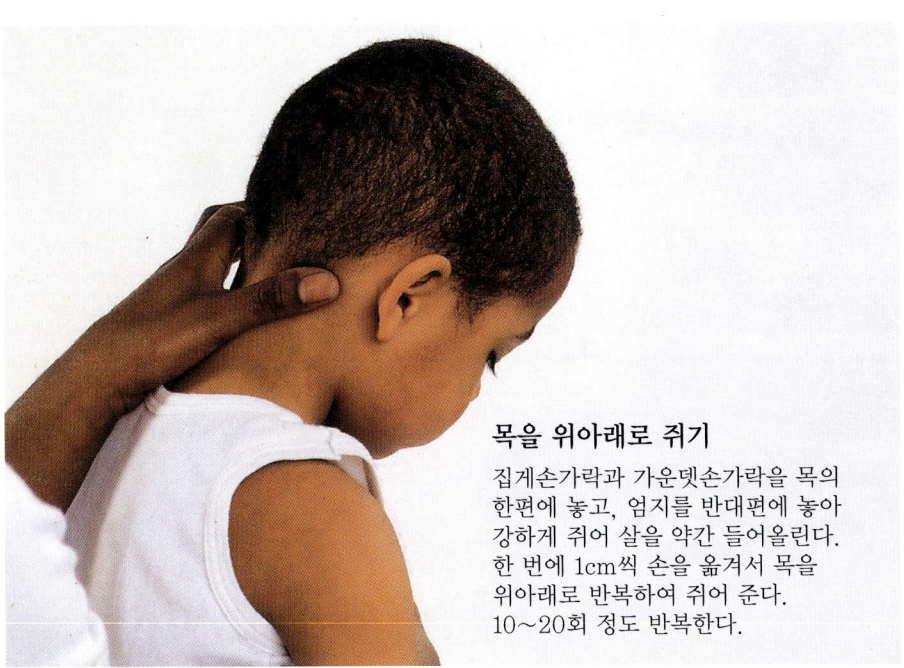

목을 위아래로 쥐기

집게손가락과 가운뎃손가락을 목의
한편에 놓고, 엄지를 반대편에 놓아
강하게 쥐어 살을 약간 들어올린다.
한 번에 1cm씩 손을 옮겨서 목을
위아래로 반복하여 쥐어 준다.
10~20회 정도 반복한다.

다리 쥐기

어느 정도 성장한 아이를 마사지
할 때는 손 전체를 이용해 팔과
다리를 쥘 수 있다.
아기를 쥘 때는 엄지,
집게손가락과 가운뎃손가락을
이용한다. 한 번에 1cm씩 손을
옮겨서 다리를 위아래로
쥐어 준다.

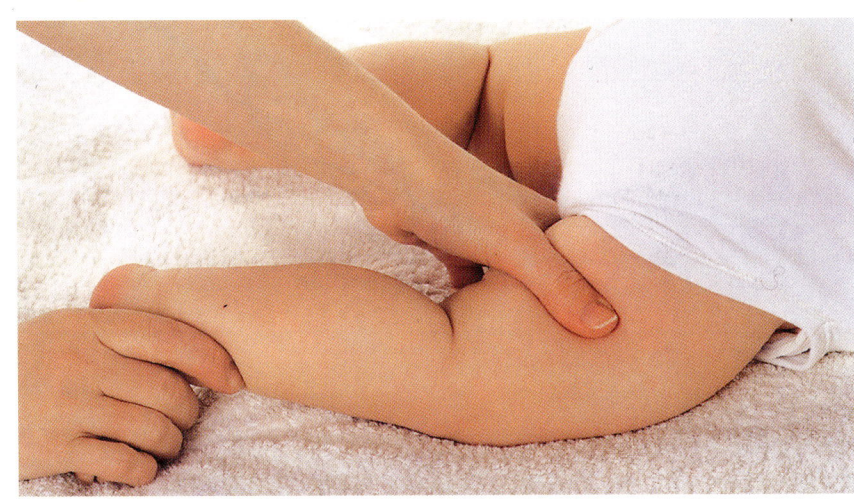

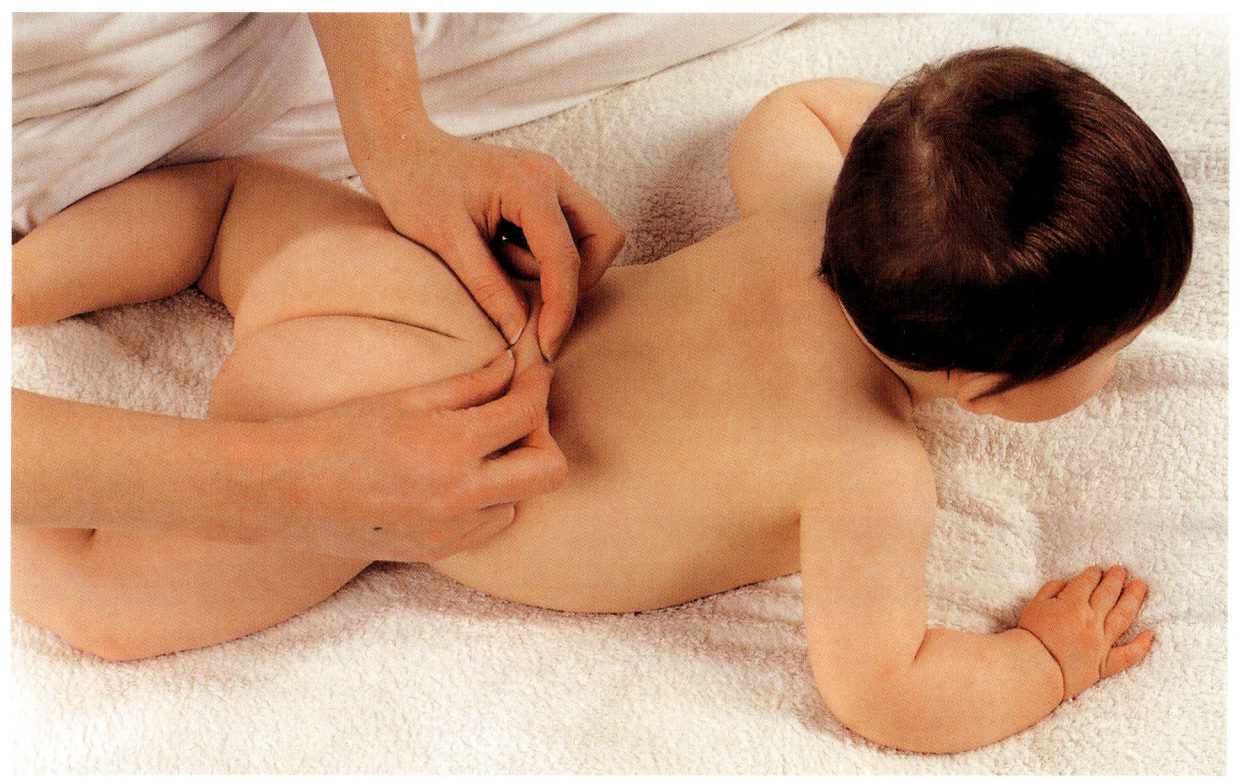

척추 쥐어 올리기

엄지, 집게손가락과 가운뎃손가락을 이용해 척추의
아래부터 쥐고 살짝 들어올린다. 한 번에 2cm씩 손을 척추
위로 옮겨 반복한다. 그리고 다른 손을 이용해 손가락이
맞닿게 한 채로 이를 반복한다. 척추 끝에 올 때까지 이를
반복한다.

경고 : 생후 2주가 되지 않은 아기에게 이 기술을 사용하지
않도록 한다. 또한 어린 아기에게는 매우 조심스럽게
마사지한다.

Chapter 3

건강 관리 마사지

건강 관리 마사지는 일곱 단계로 나뉘어져 있으며, 신체의 각 부위에 집중하여 건강한 성장과 발달을 증진시킨다. 마사지의 각 단계는 뚜렷한 사진과 글을 통해 설명했다. 寨 표시는 마사지의 효과를 나타내며, 치료 팁은 일반적인 유아병에 대한 치료에 사용할 수 있다.

　　대부분의 사진은 아이들이 속옷을 입고 있는 모습이기 때문에 마사지 부위를 정확하게 알 수 있지만, 옷을 입은 채로 마사지를 해도 무방하다. 아이가 옷을 벗고 있다면 방에 찬 공기가 들지 않게 하고, 실내 온도를 따뜻하게 유지한다.

　　부드러우면서도 확실하게 마사지를 하고, 아이가 심하게 뒤척이면 다른 부위로 옮겨서 더 가볍게 마사지한다. 아이가 불편하게 느끼면 멈추도록 한다. 도중에 멈추어도 마사지의 효과는 없어지지 않는다. 마사지를 반복해서 하다 보면 아이도 이를 받아들이고 즐기게 될 것이다.

　　처음에는 한 단계씩 마사지하는 것에 집중한다. 모든 마사지 단계에 익숙해졌다면 자신이 원하는 순서대로 단계별 마사지를 하도록 한다. 전체 마사지를 일주일에 한두 번 정도 해주어야 가장 효과가 클 것이다.

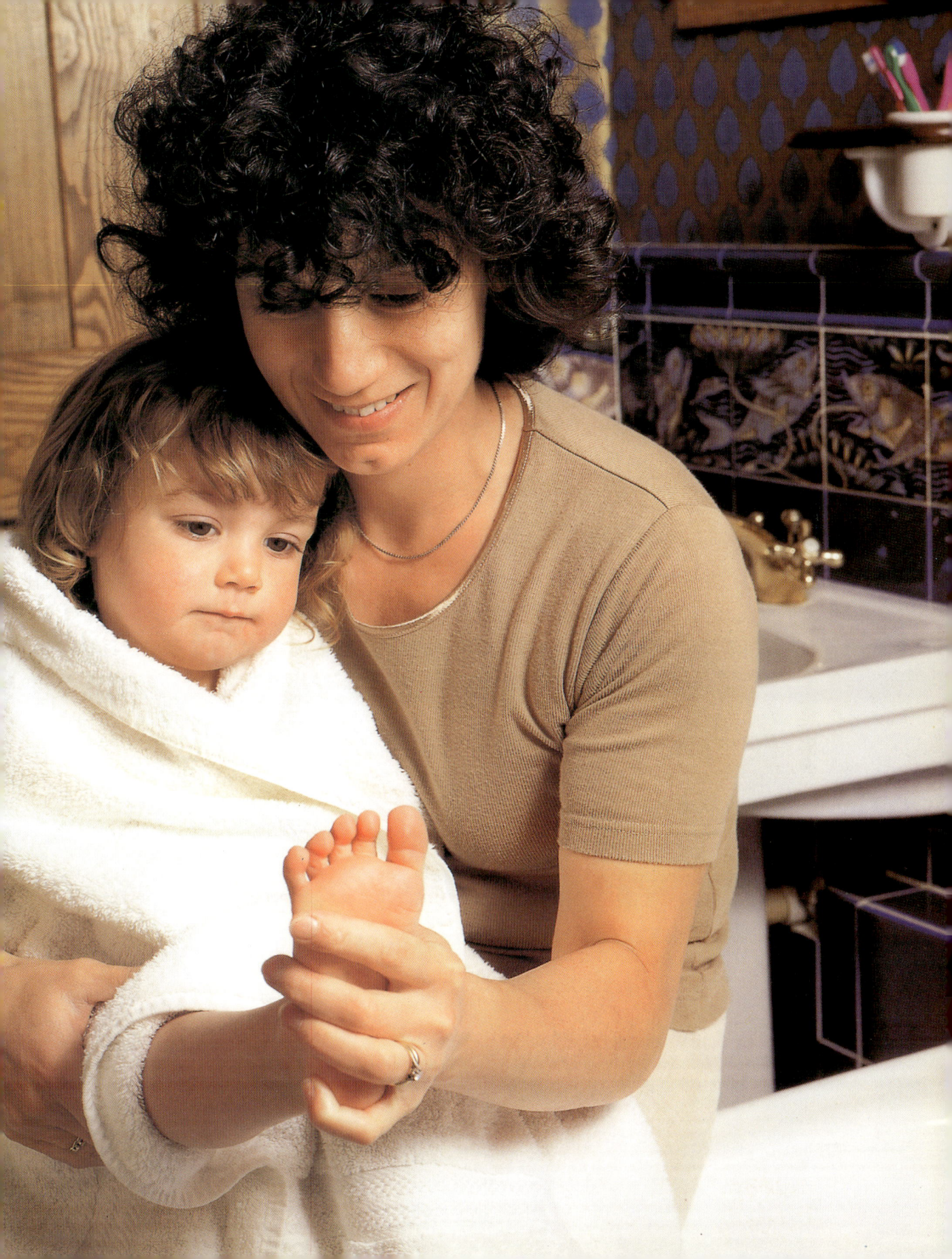

손과 손가락

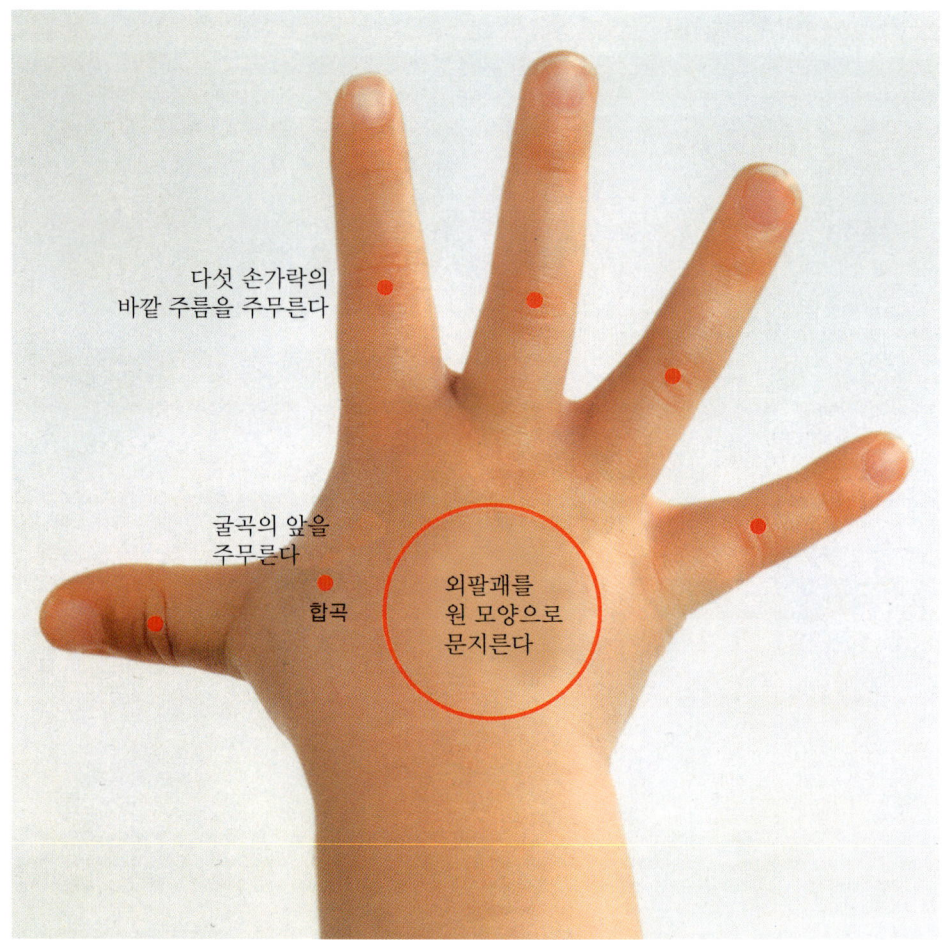

다섯 손가락의
바깥 주름을 주무른다

굴곡의 앞을
주무른다

합곡

외팔괘를
원 모양으로
문지른다

이 마사지는 아이 옆에 앉거나, 마주보고 앉아서 손바닥과 손등을
마사지한다. 좀 더 어린 아이나 아기는 무릎에 앉힌다.

마사지 지침을 따르면서 (위와 아래의) 사진을 계속 참고하기
바란다. 경혈과 특정 부위의 정확한 위치는 각 단계에 설명되어 있다.

한 손에 마사지를 완전히 시행한 뒤에 다른 손에 마사지를
반복한다.

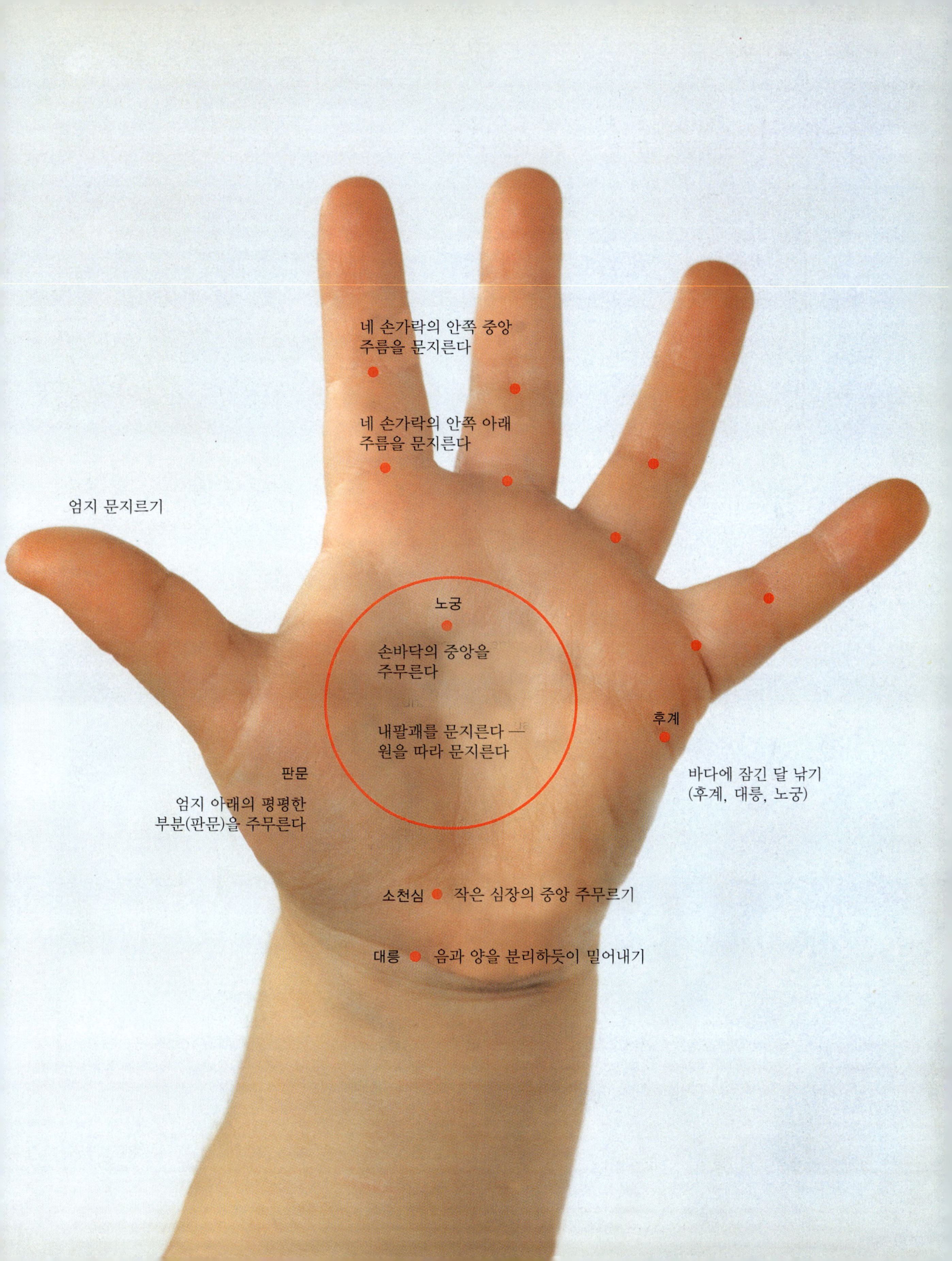

네 손가락의 안쪽 중앙
주름을 문지른다

네 손가락의 안쪽 아래
주름을 문지른다

엄지 문지르기

노궁

손바닥의 중앙을
주무른다

내팔괘를 문지른다
원을 따라 문지른다

후계

판문

바다에 잠긴 달 낚기
(후계, 대릉, 노궁)

엄지 아래의 평평한
부분(판문)을 주무른다

소천심 작은 심장의 중앙 주무르기

대릉 음과 양을 분리하듯이 밀어내기

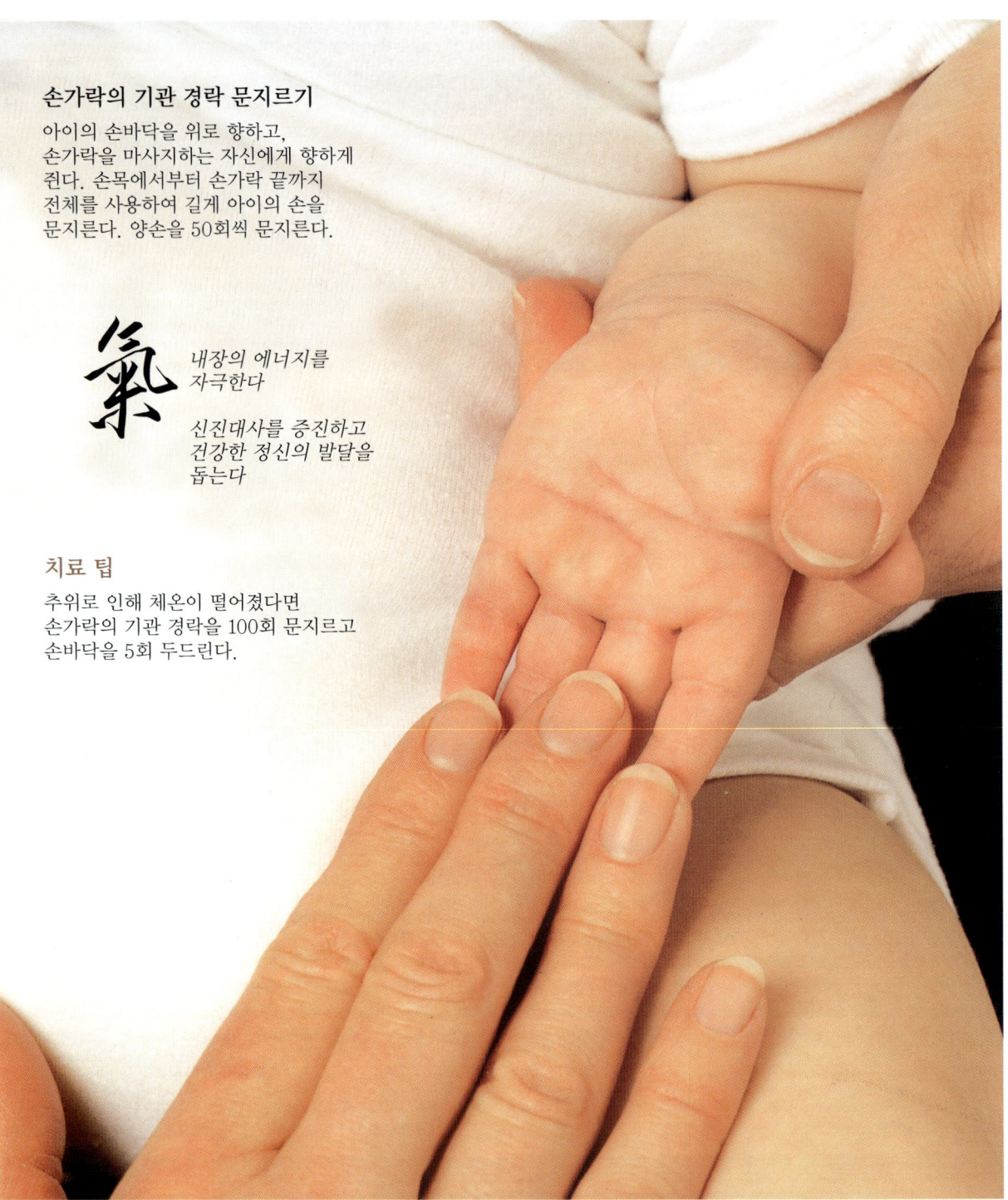

손가락의 기관 경락 문지르기

아이의 손바닥을 위로 향하고,
손가락을 마사지하는 자신에게 향하게
쥔다. 손목에서부터 손가락 끝까지
전체를 사용하여 길게 아이의 손을
문지른다. 양손을 50회씩 문지른다.

氣 내장의 에너지를
자극한다

신진대사를 증진하고
건강한 정신의 발달을
돕는다

치료 팁

추위로 인해 체온이 떨어졌다면
손가락의 기관 경락을 100회 문지르고
손바닥을 5회 두드린다.

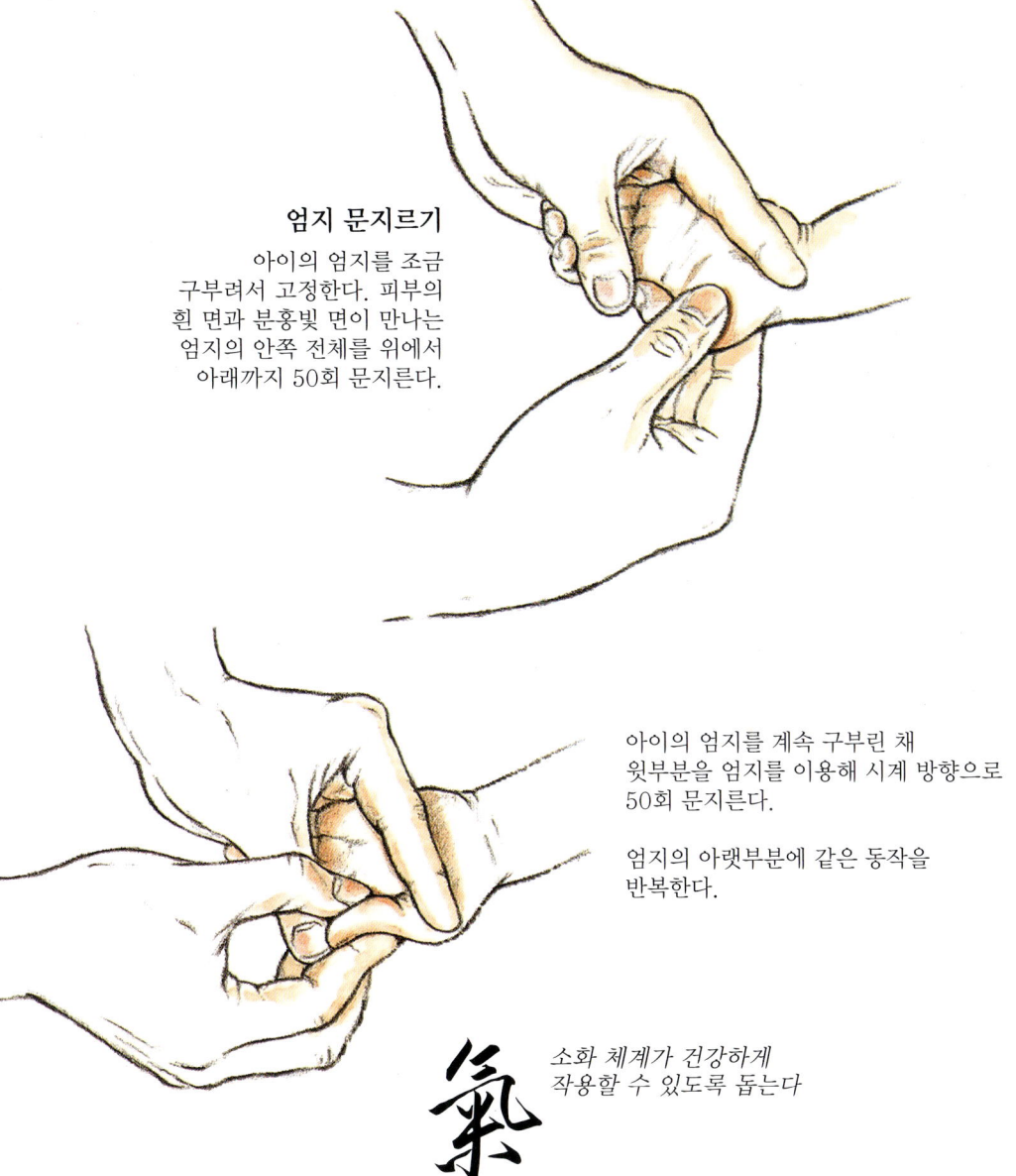

엄지 문지르기

아이의 엄지를 조금
구부려서 고정한다. 피부의
흰 면과 분홍빛 면이 만나는
엄지의 안쪽 전체를 위에서
아래까지 50회 문지른다.

아이의 엄지를 계속 구부린 채
윗부분을 엄지를 이용해 시계 방향으로
50회 문지른다.

엄지의 아랫부분에 같은 동작을
반복한다.

氣 소화 체계가 건강하게
작용할 수 있도록 돕는다

치료 팁

식욕 부진과 체력 저하가 온다면
구부린 엄지의 윗부분과
아랫부분을 시계 방향으로 돌려
100~300회 문지른다.

약손가락 문지르기

손바닥을 위로 향하여 아이의 손과 손가락을
쥐고, 엄지를 이용해 약손가락의 첫째 관절을
시계 방향으로 돌려 50회 문지른다.

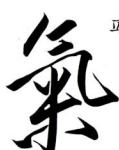

폐의 활력을 증진한다

치료 팁

기침이 멈추지 않는다면
약손가락의 첫째 관절을 시계 방향으로
돌려 300회 문지른다.

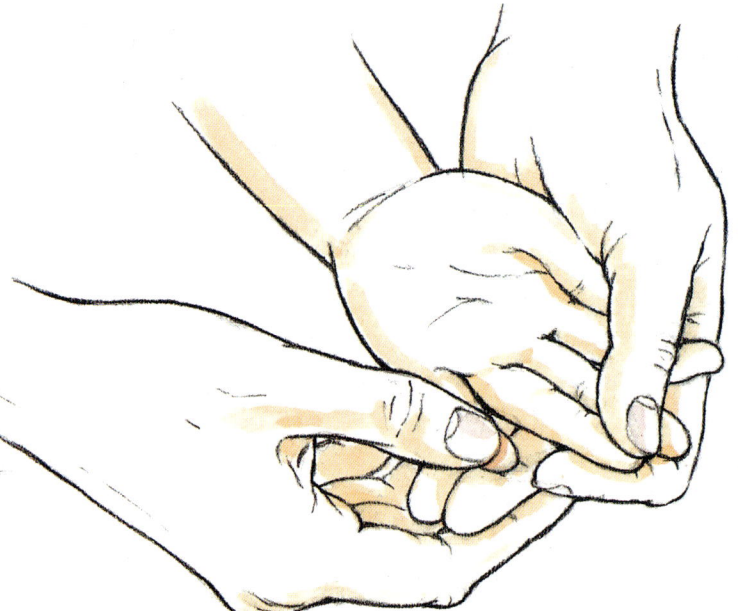

새끼손가락 문지르기

엄지를 이용해 새끼손가락의
윗부분을 시계 방향으로 돌려
50회 문지른다.

콩팥의 활력을 강화하고,
뇌의 발달을 촉진한다

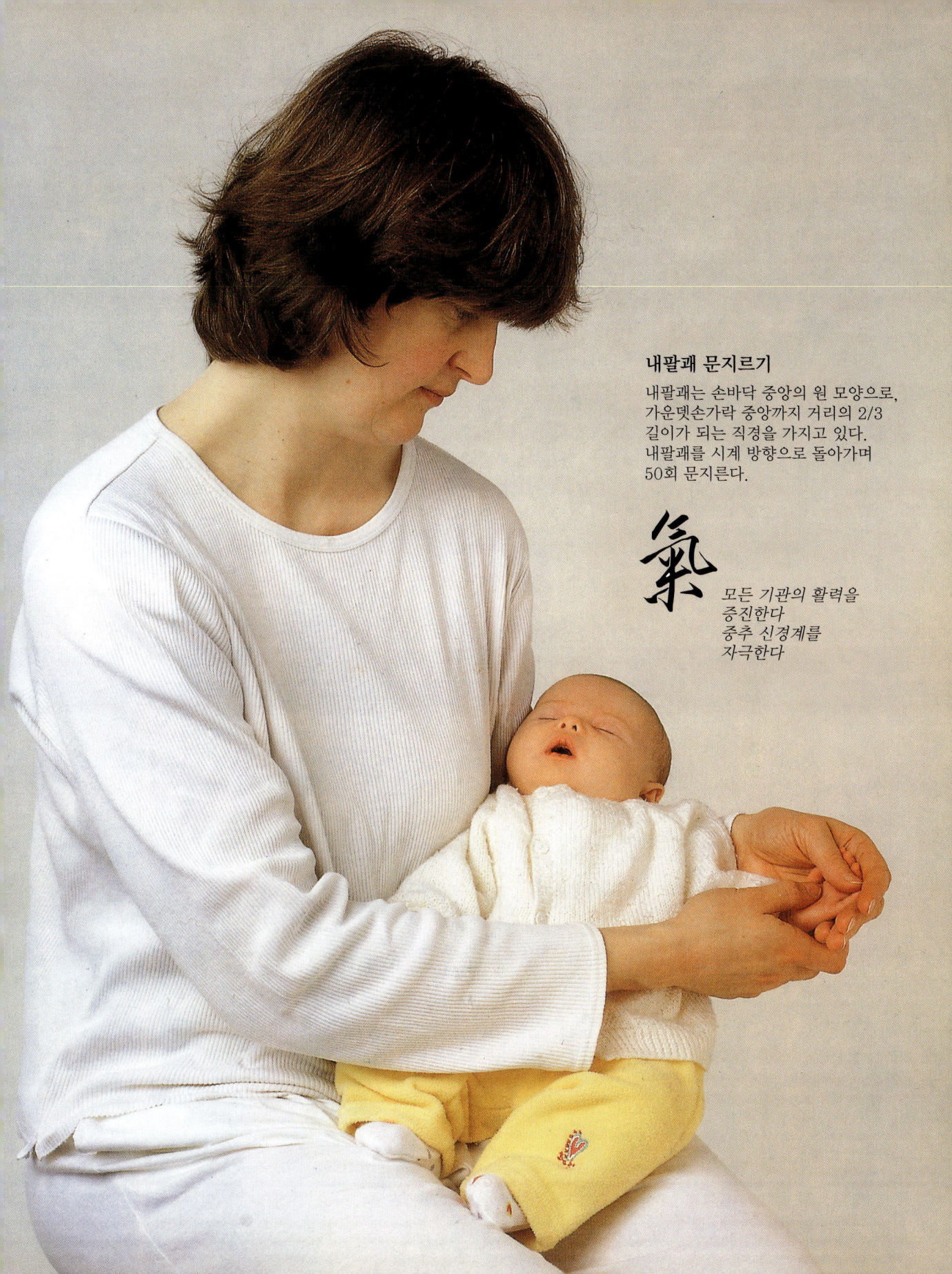

내팔괘 문지르기

내팔괘는 손바닥 중앙의 원 모양으로, 가운뎃손가락 중앙까지 거리의 2/3 길이가 되는 직경을 가지고 있다. 내팔괘를 시계 방향으로 돌아가며 50회 문지른다.

氣

모든 기관의 활력을 증진한다 중추 신경계를 자극한다

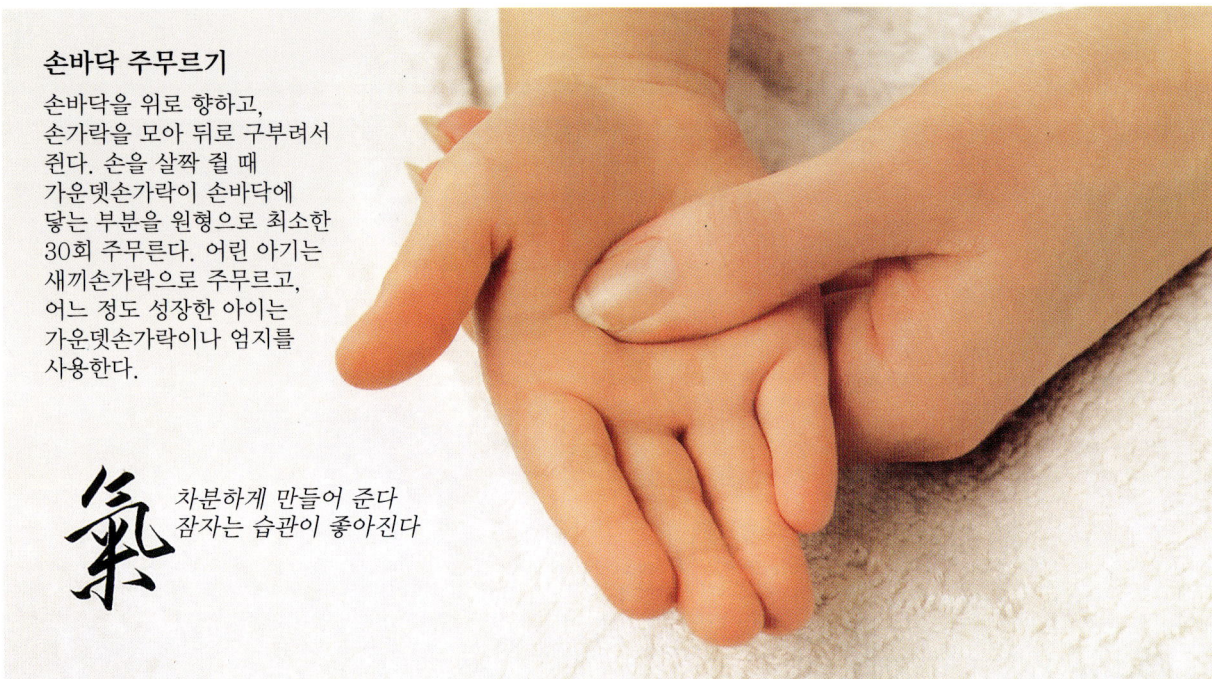

손바닥 주무르기

손바닥을 위로 향하고,
손가락을 모아 뒤로 구부려서
쥔다. 손을 살짝 쥘 때
가운뎃손가락이 손바닥에
닿는 부분을 원형으로 최소한
30회 주무른다. 어린 아기는
새끼손가락으로 주무르고,
어느 정도 성장한 아이는
가운뎃손가락이나 엄지를
사용한다.

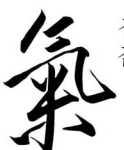 차분하게 만들어 준다
잠자는 습관이 좋아진다

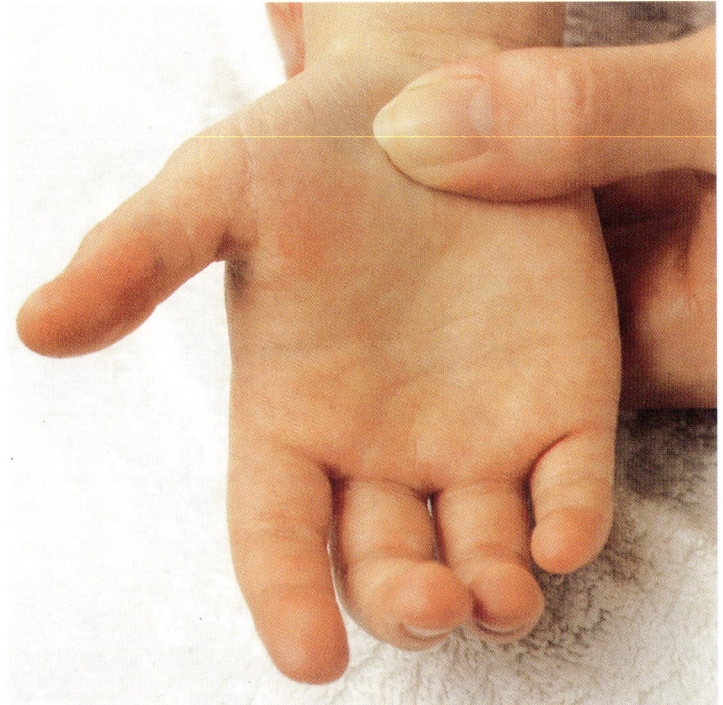

작은 심장의 중앙 주무르기

이곳은 손바닥에서 손목 주름 사이의 정가운데
바로 위에 움푹 패인 곳(소천심)이다. 이곳을
50회 주무른다.

정신을 진정시킨다
잠자는 습관이 좋아진다

바다에 잠긴 달 낚기

손바닥을 위로 향하고, 손가락을 모으고, 이를
뒤로 약간 구부려서 쥔다. 아이의 새끼손가락
아랫부분 주름에서 시작하여 손목의 주름 중앙을
가로지르는 식으로 엄지로 문지른다. 다시
손바닥 위로 이동하여 이를 50회 반복한다.

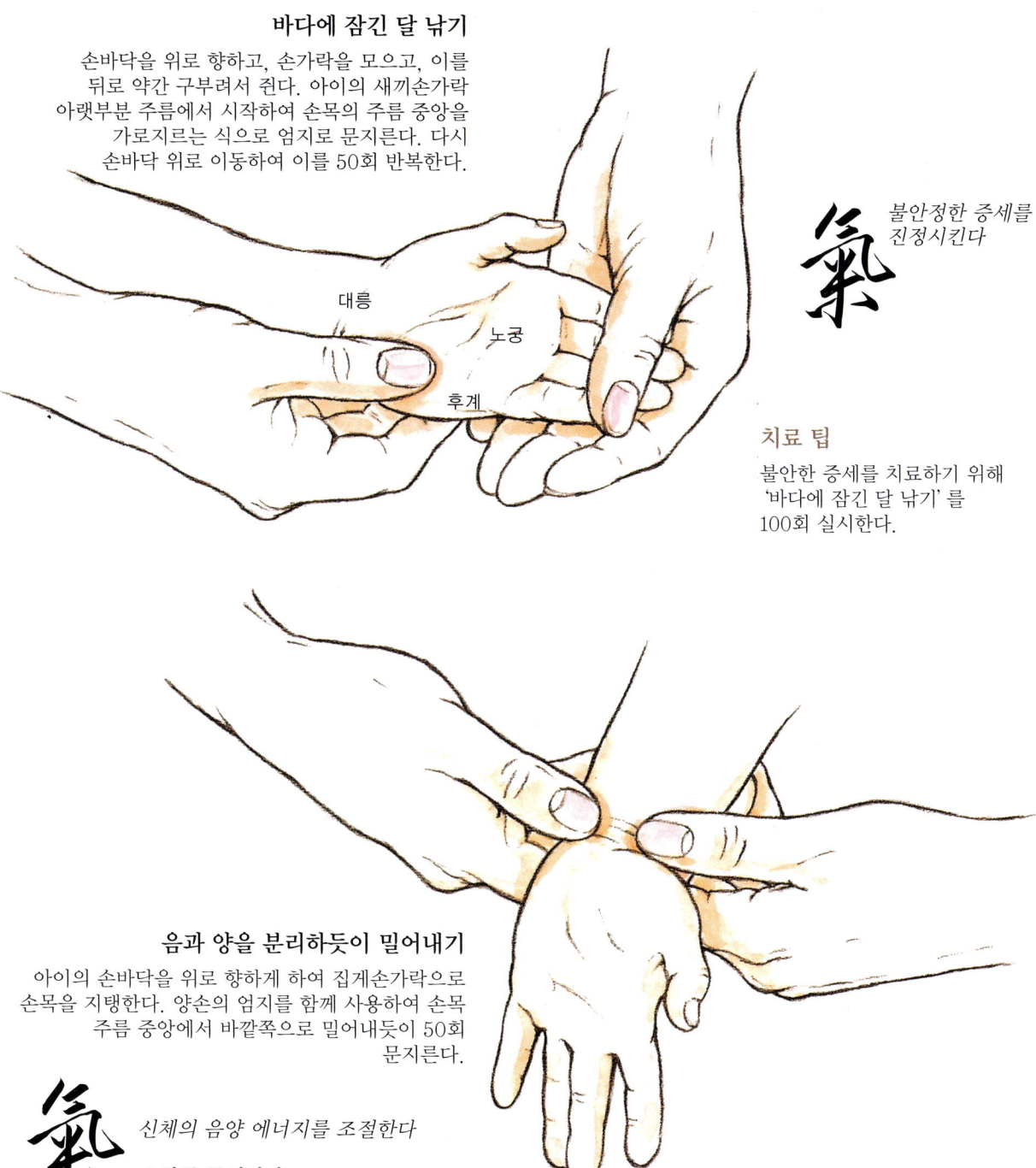

대릉

노궁

후계

氣   불안정한 증세를
진정시킨다

치료 팁
불안한 증세를 치료하기 위해
'바다에 잠긴 달 낚기'를
100회 실시한다.

음과 양을 분리하듯이 밀어내기

아이의 손바닥을 위로 향하게 하여 집게손가락으로
손목을 지탱한다. 양손의 엄지를 함께 사용하여 손목
주름 중앙에서 바깥쪽으로 밀어내듯이 50회
문지른다.

氣   신체의 음양 에너지를 조절한다

소화를 증진한다

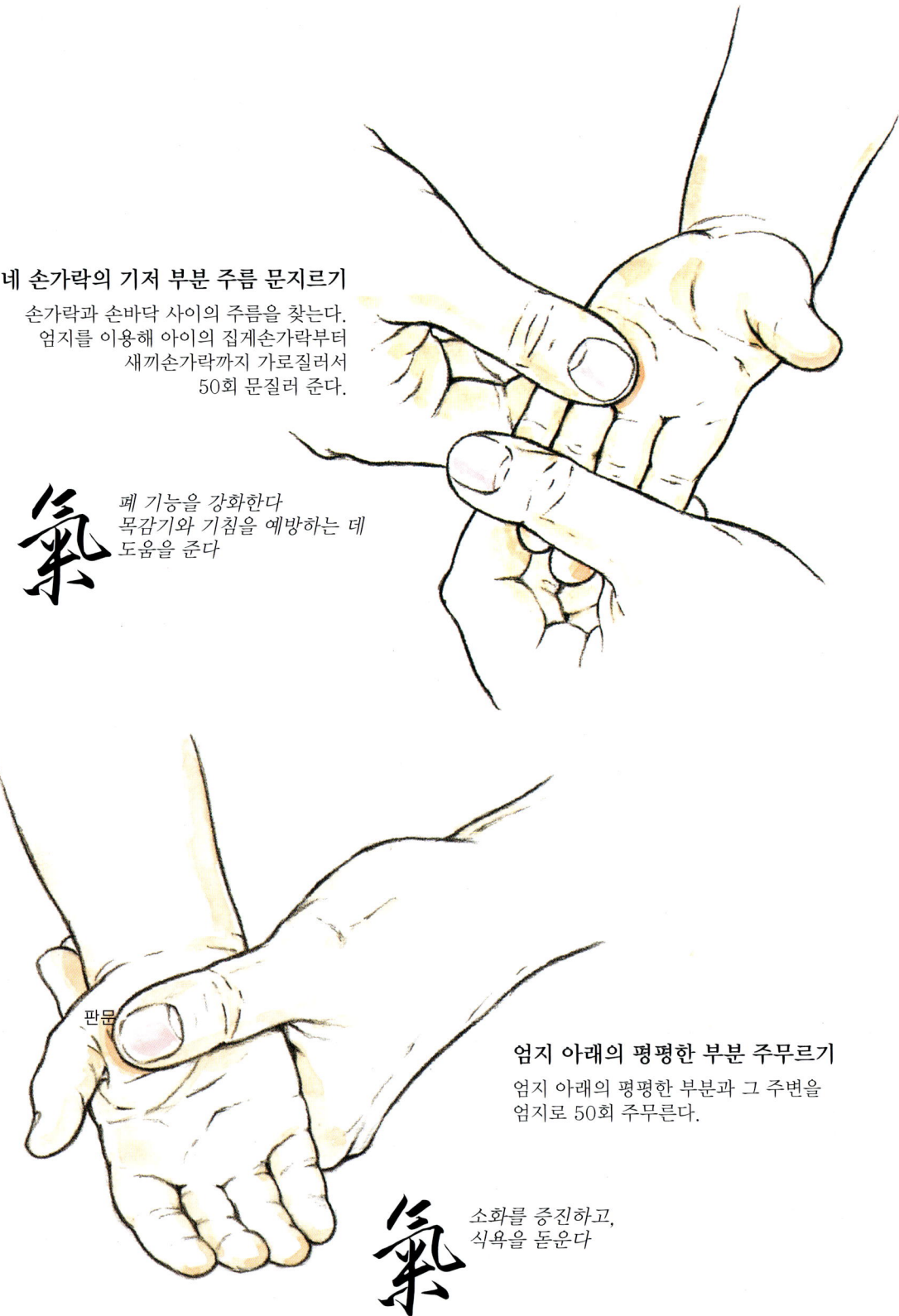

네 손가락의 기저 부분 주름 문지르기

손가락과 손바닥 사이의 주름을 찾는다.
엄지를 이용해 아이의 집게손가락부터
새끼손가락까지 가로질러서
50회 문질러 준다.

氣 폐 기능을 강화한다
목감기와 기침을 예방하는 데
도움을 준다

판문

엄지 아래의 평평한 부분 주무르기

엄지 아래의 평평한 부분과 그 주변을
엄지로 50회 주무른다.

氣 소화를 증진하고,
식욕을 돋운다

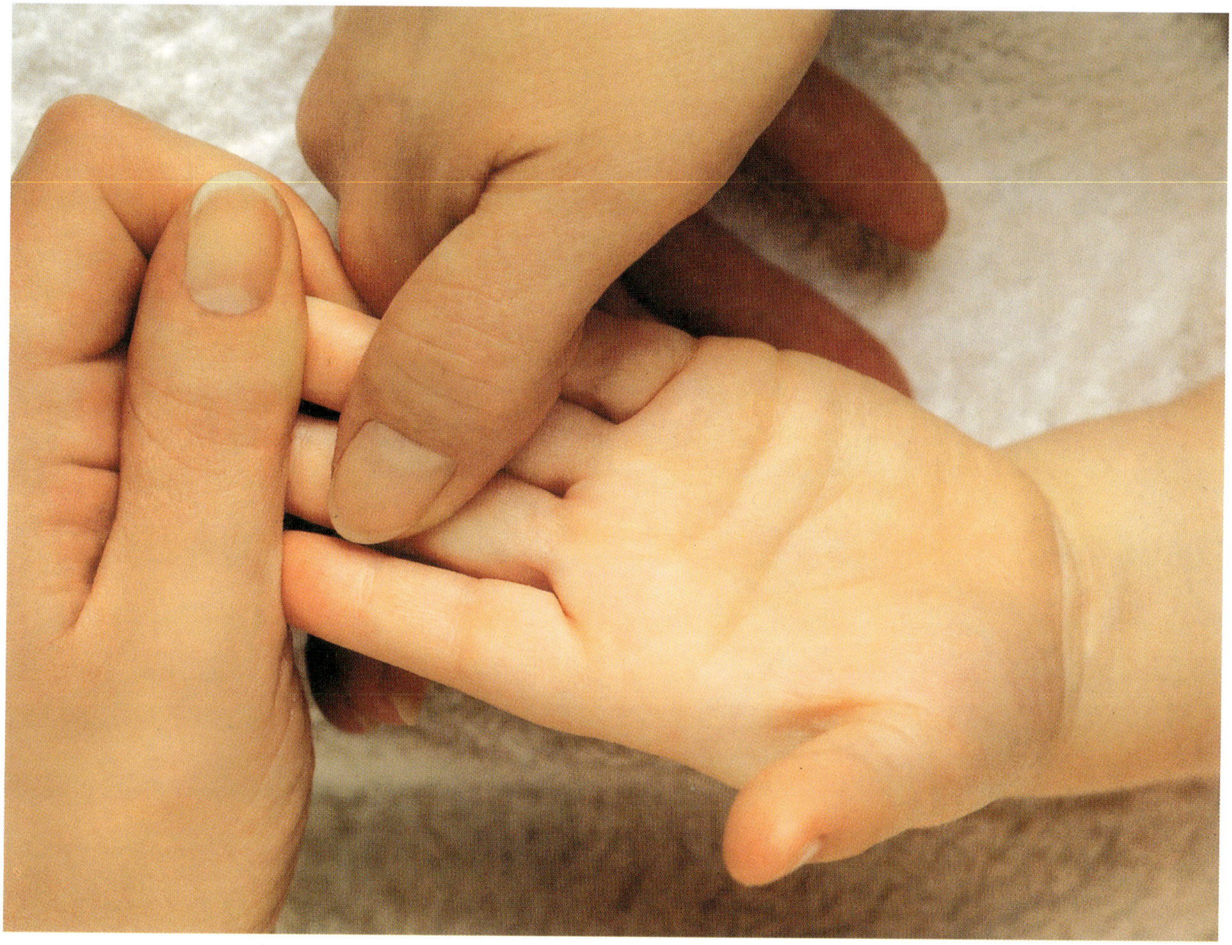

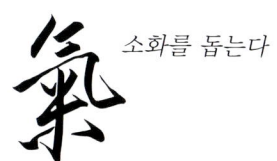

네 손가락의 안쪽 중앙 주름 문지르기

아이의 손바닥을 위로 향하여 쥐고, 집게손가락부터
새끼손가락의 중앙 주름을 가로질러 50회 문지른다.

氣 소화를 돕는다

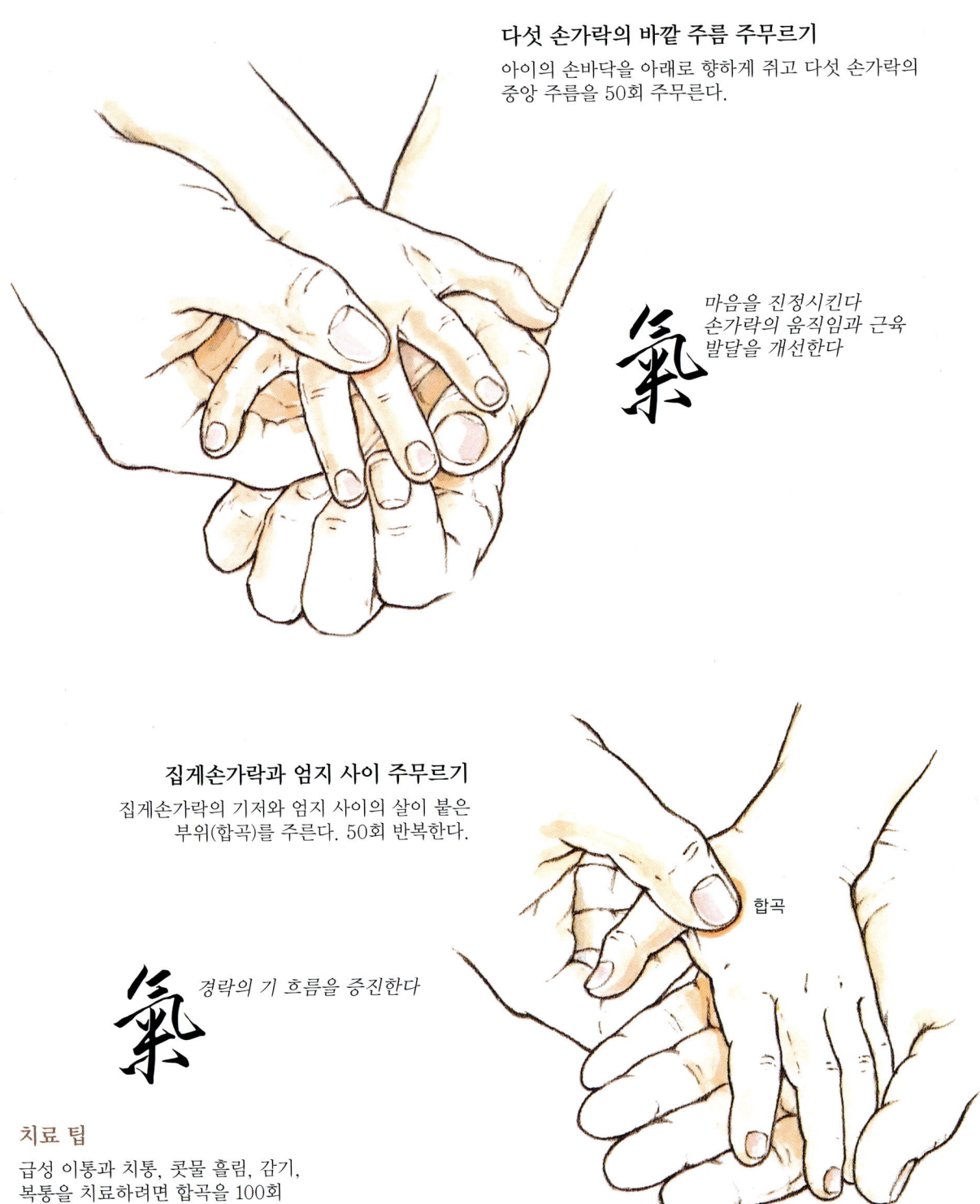

다섯 손가락의 바깥 주름 주무르기

아이의 손바닥을 아래로 향하게 쥐고 다섯 손가락의
중앙 주름을 50회 주무른다.

氣 마음을 진정시킨다
손가락의 움직임과 근육
발달을 개선한다

집게손가락과 엄지 사이 주무르기

집게손가락의 기저와 엄지 사이의 살이 붙은
부위(합곡)를 주른다. 50회 반복한다.

합곡

氣 경락의 기 흐름을 증진한다

치료 팁

급성 이통과 치통, 콧물 흘림, 감기,
복통을 치료하려면 합곡을 100회
주무른다.

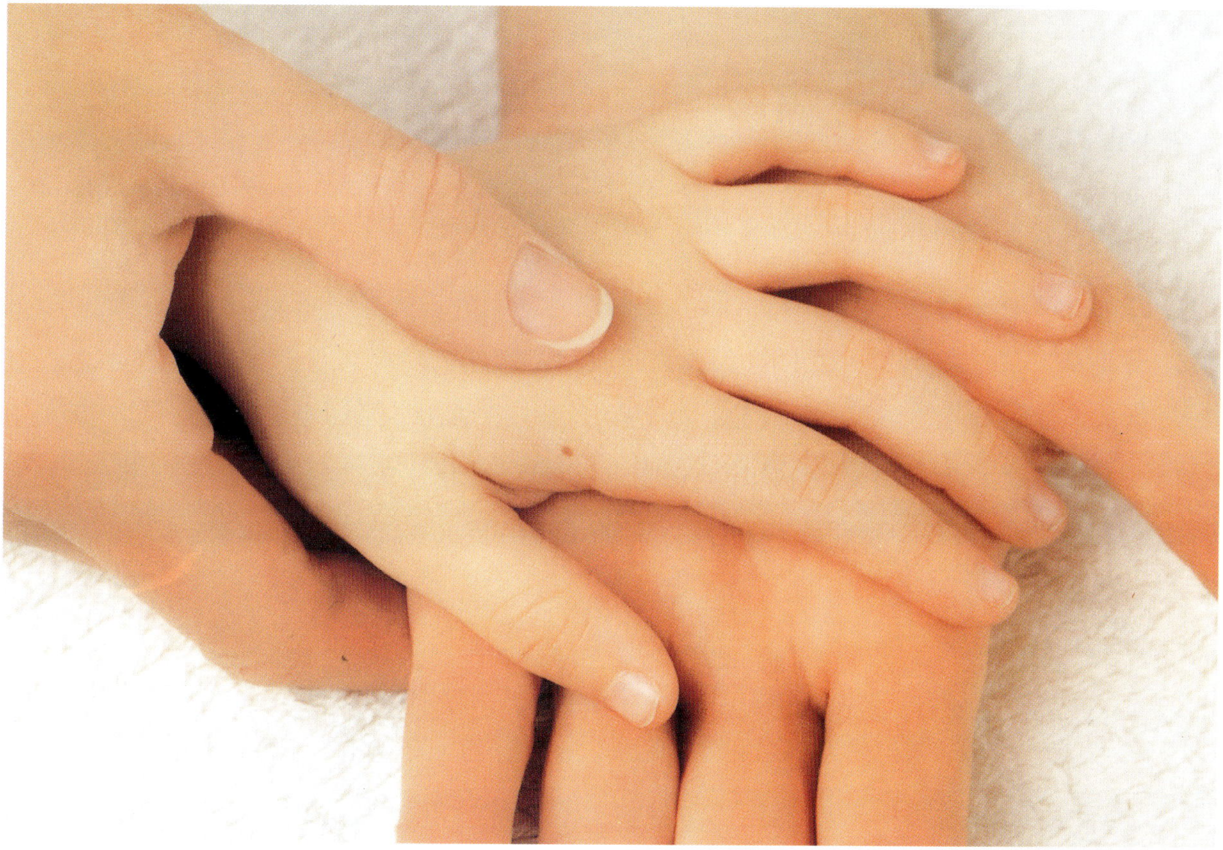

외팔괘 문지르기

외팔괘는 손등 중앙의 원형 부위로 지름이 손가락
가운데 마디 정도 길이이다. 손바닥의 내팔괘 맞은
편에 있다(33페이지 참고). 아이의 손가락을 모으고
외팔괘를 시계 방향으로 50회 문지른다.

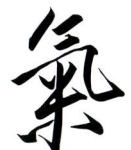 혈액 순환과 기의 흐름을 개선한다
폐를 강화시켜 호흡을 개선한다

팔

팔에 대한 마사지는 손목부터 어깨까지 다룬다.

어느 정도 성장한 아이는 마사지를 주는 사람의 앞 또는 옆에 앉거나 선다. 아기는 무릎에 앉힌다.

마사지 단계를 익히면서 오른쪽과 다음 페이지의 사진을 계속 참고하기 바란다. 경혈과 마사지 부위의 정확한 위치는 각 단계에 표시되어 있다.

한 팔의 마사지를 우선 끝내고 다른 팔에 마사지를 반복한다.

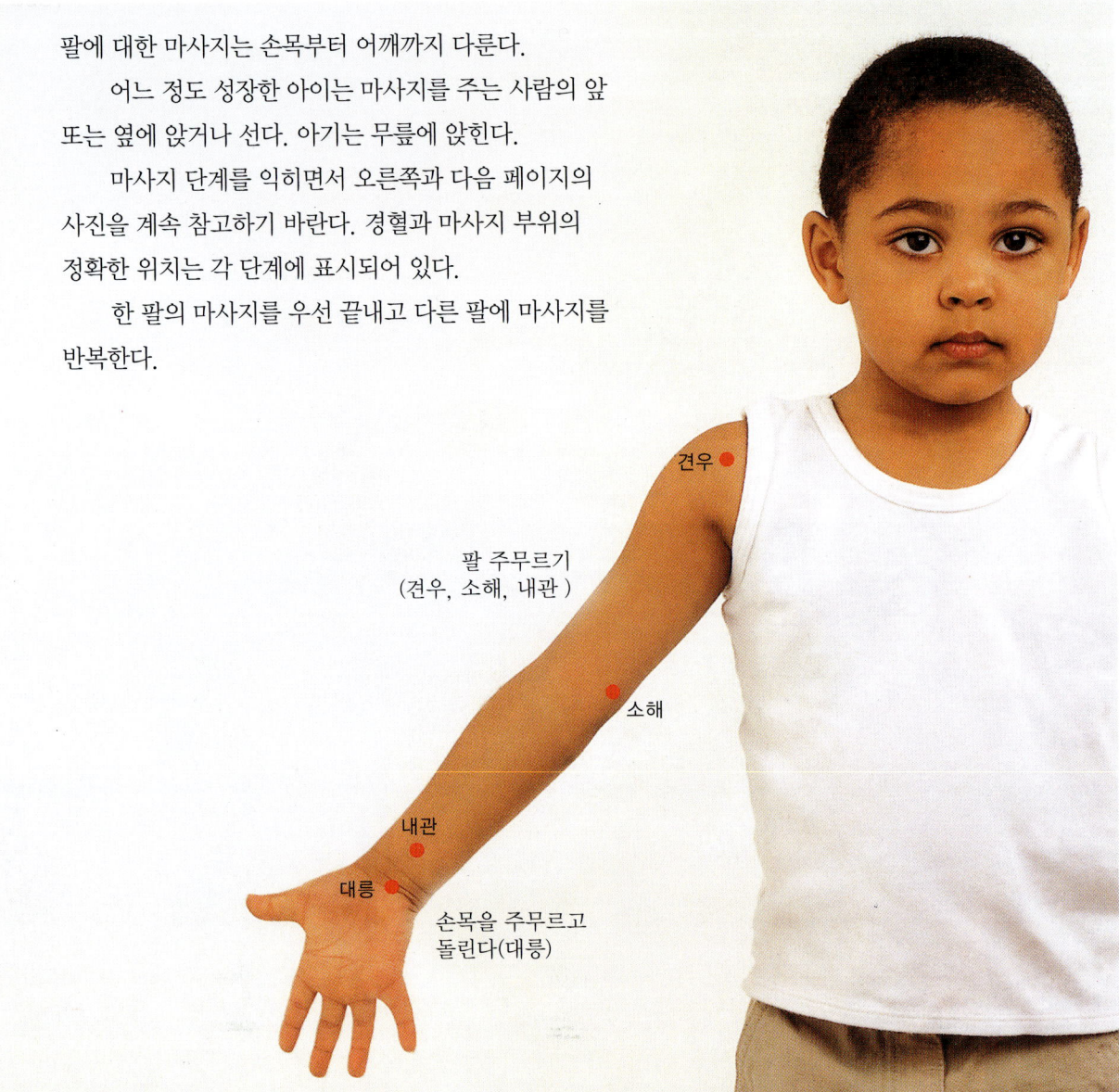

견우

팔 주무르기
(견우, 소해, 내관)

소해

내관

대릉

손목을 주무르고
돌린다(대릉)

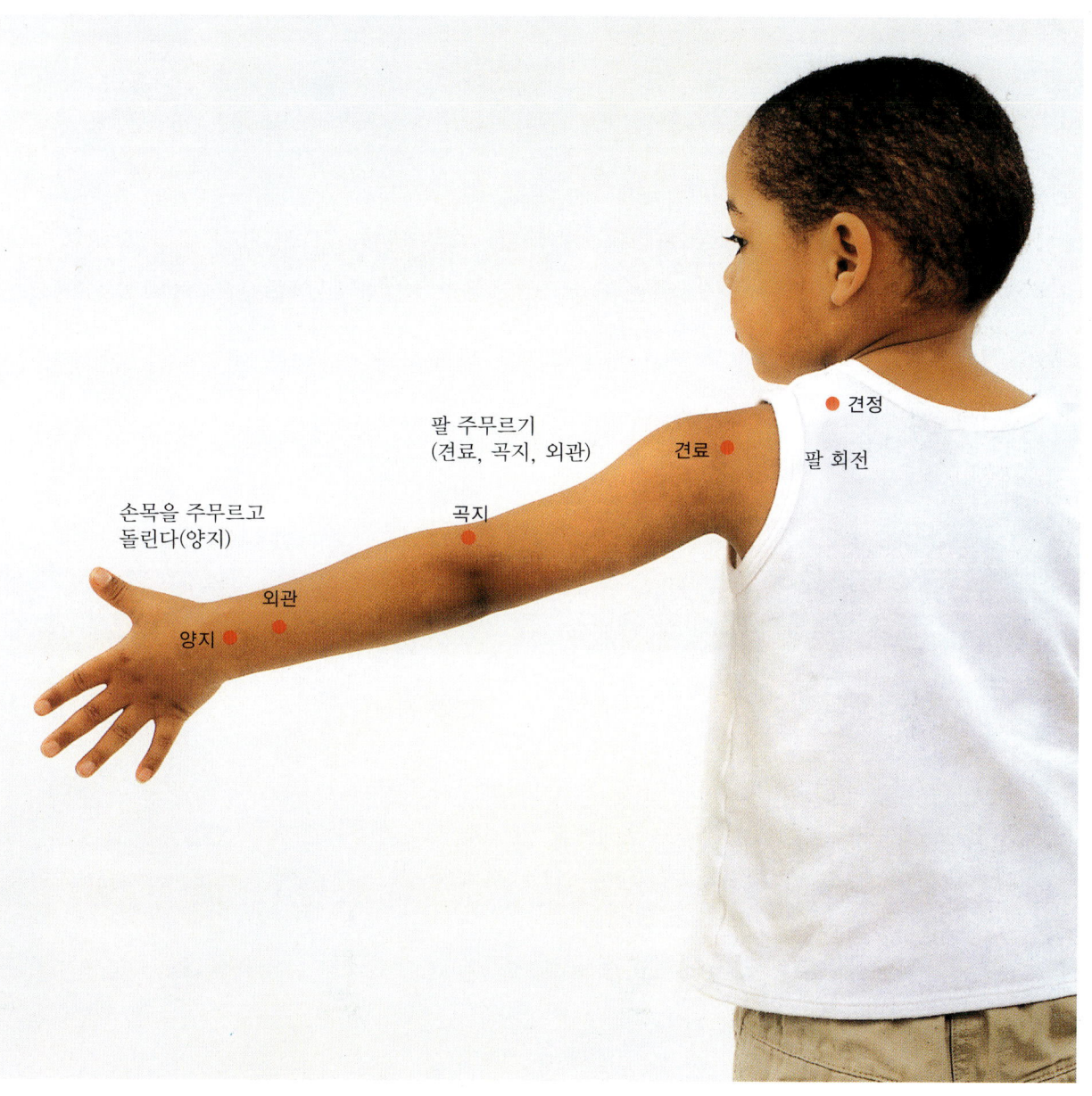

팔 주무르기
(견료, 곡지, 외관)

견정

견료

팔 회전

손목을 주무르고
돌린다(양지)

곡지

외관

양지

내려오면서 팔 쥐기

아이의 손목을 잡아 팔을 들어올린 채, 어깨부터
손목까지 팔의 바깥쪽으로 강하게 쥐면서 내려오는
동작을 5회 반복한다. 마사지를 시행하는 손을
바꾸어 팔의 안쪽을 마찬가지로 쥐면서 내려오기를
5회 반복한다. 아기를 마사지할 때는 엄지와 두
손가락을 사용하고, 성장한 아이는 손 전체를
사용한다.

氣 팔 경락의 기 흐름을
   촉진한다

팔 주무르기

아이의 팔을 수평을 들고, 어깨 앞의 관절이 들어간
부분(견우)에 엄지를 올려놓는다. 어깨 뒤 비슷하게
들어간 곳(견료)에 가운뎃손가락을 놓는다. 두
부위를 동시에 10회 주무른다.

그리고 가운뎃손가락과 엄지를 이용해 팔꿈치
주름의 안쪽(소해)과 바깥쪽(곡지)을 10회 주무른다.

손목 주름 아래 중앙 위치에서 아이의 손가락 세 폭
길이 위(내관)쯤에 가운뎃손가락을 놓는다. 손목
바로 맞은 편(외관)에 엄지를 놓는다. 양쪽을 함께
10회 주무른다.

아이의 손목을 쥔 채 팔의 바깥쪽을 가볍고 빠르게
5회 문지른다. 다른 손으로 팔의 안쪽을 동일하게
마사지한다.

氣 면역 체계를 증진한다
   감기 예방에 도움을 준다

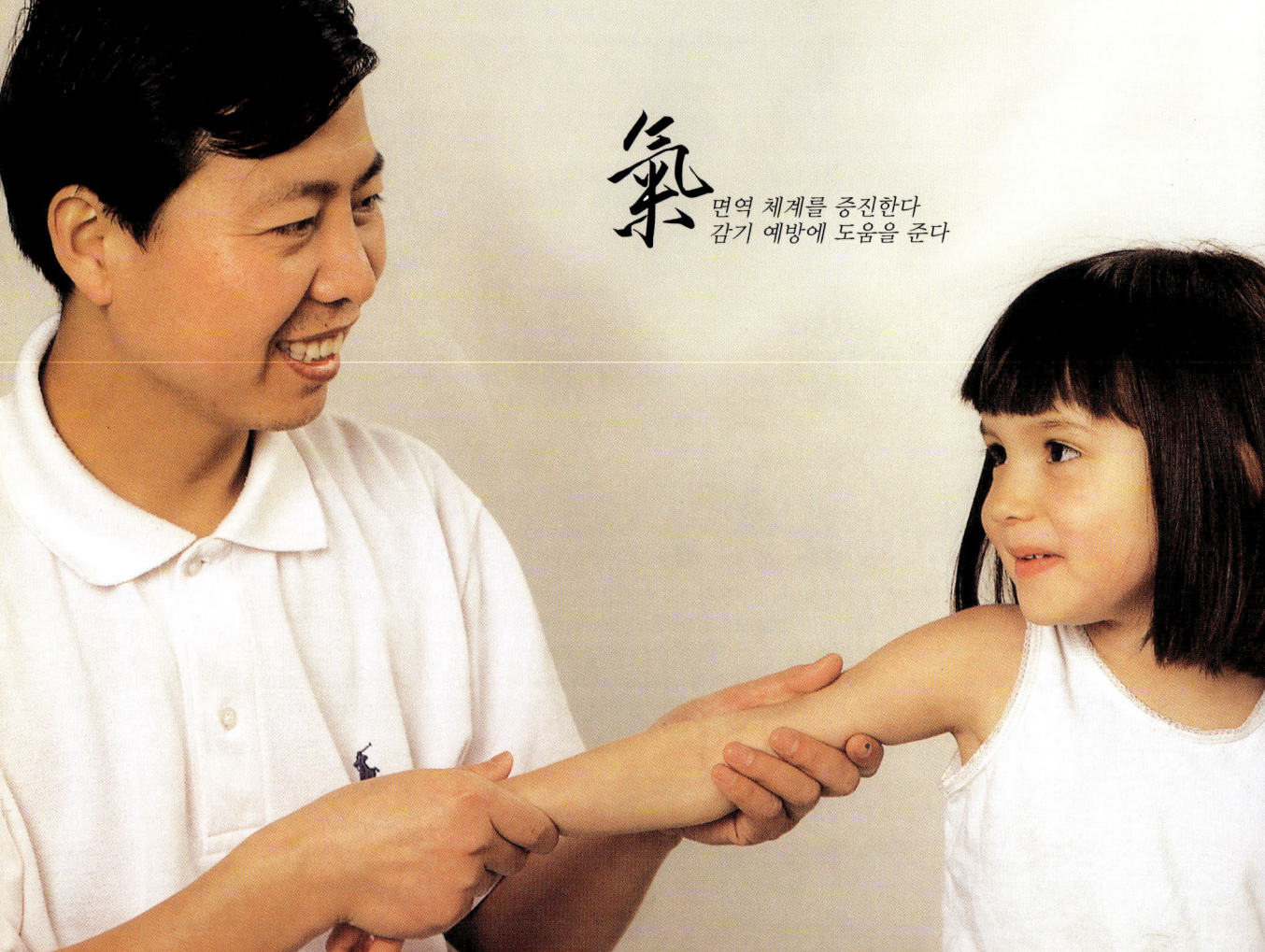

손목을 주무르고 돌리기

손목 위의 주름 중앙(양지)에 엄지를 놓고,
가운뎃손가락을 손목 아래 반대편(대릉)에 같은
위치에 놓는다. 손목을 각 방향으로 5회
돌리면서 부드럽게 주무른다.

氣 손목을 강화하고
민첩성을 개선한다

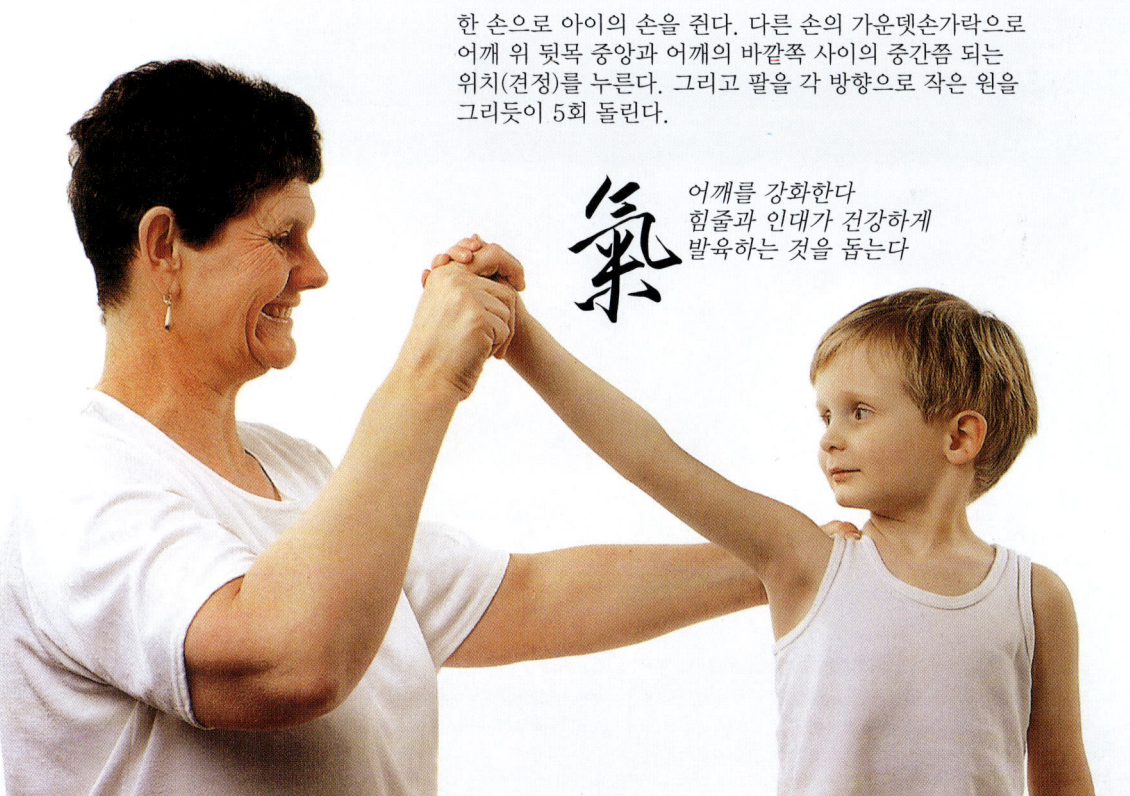

팔 돌리기

한 손으로 아이의 손을 쥔다. 다른 손의 가운뎃손가락으로
어깨 위 뒷목 중앙과 어깨의 바깥쪽 사이의 중간쯤 되는
위치(견정)를 누른다. 그리고 팔을 각 방향으로 작은 원을
그리듯이 5회 돌린다.

氣 어깨를 강화한다
힘줄과 인대가 건강하게
발육하는 것을 돕는다

얼굴, 머리, 목

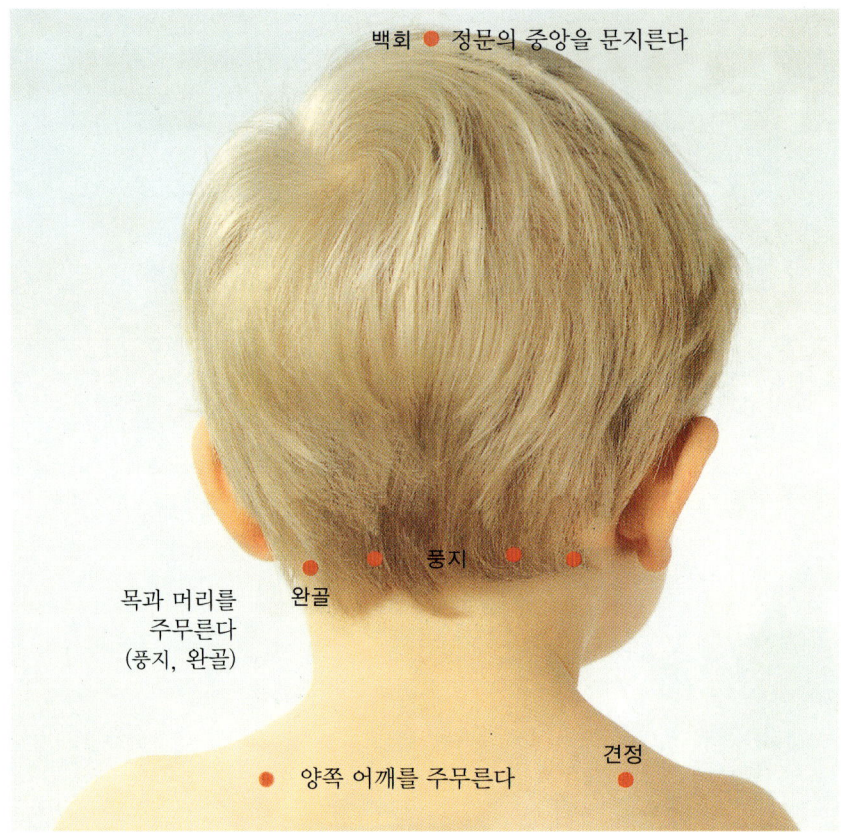

백회 ● 정문의 중앙을 문지른다

풍지

완골

목과 머리를
주무른다
(풍지, 완골)

견정

● 양쪽 어깨를 주무른다

이번 장은 얼굴, 머리 위와 뒤, 목뒤와 어깨 위를
집중적으로 다룬다. 얼굴을 마사지할 때, 아이는 무릎에
안거나 뉘이면 된다. 거울 앞에서 마사지를 하면
마사지하는 부위를 정확하게 알 수 있으며, 아이는
자신의 모습을 볼 수 있다. 성장한 아이는 마주보고 앉게
한다.

　머리 뒤와 목뒤를 마사지할 때, 어린 아기는 무릎에
엎드리게 한다. 성장한 아이는 무릎에 올려놓고 옆으로
안거나 선다. 마사지 단계를 익히면서 위와 오른쪽
사진을 계속 참고하기 바란다. 경혈과 마사지 부위의
정확한 위치는 각 단계에 표시되어 있다.

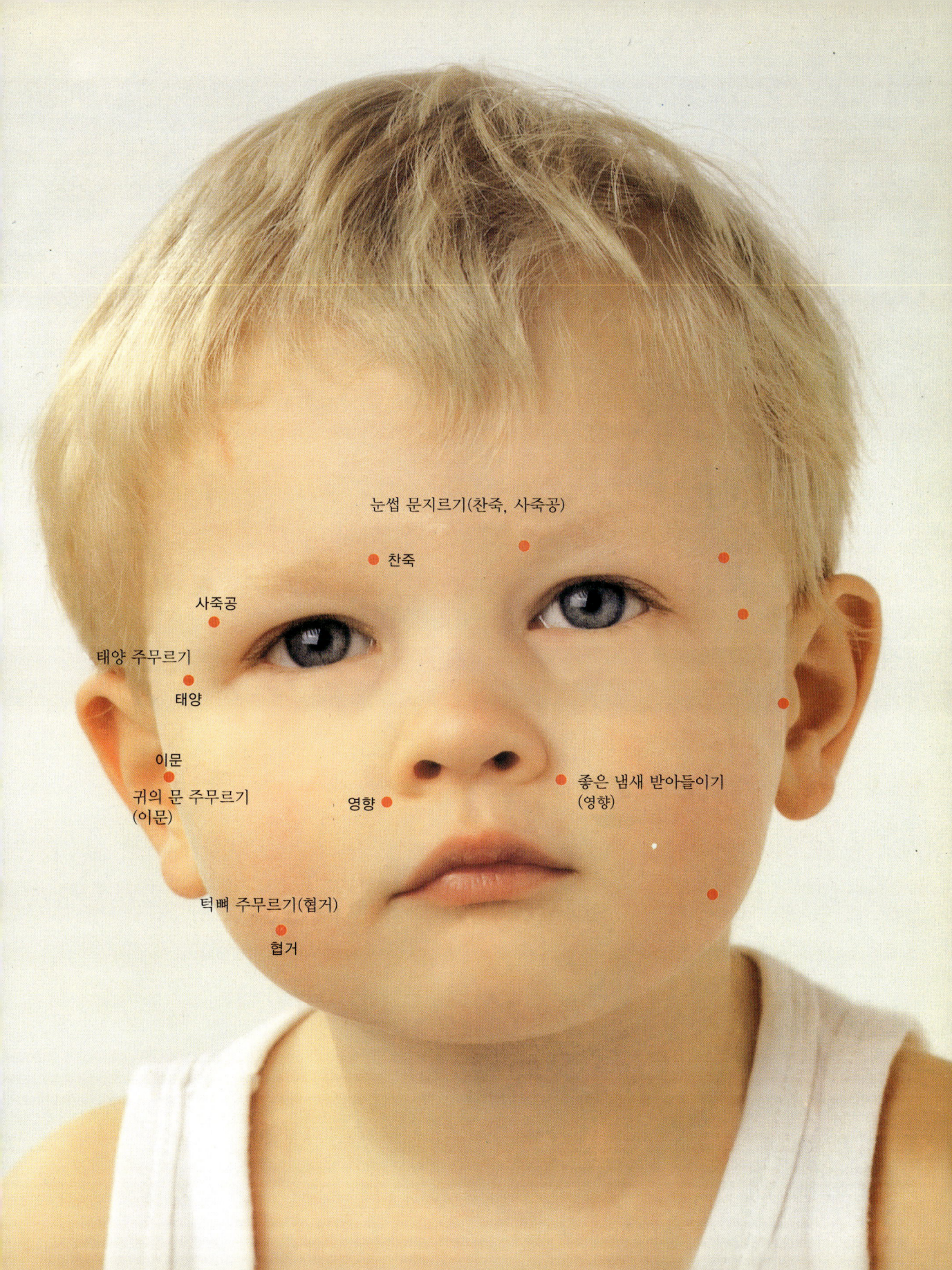

눈썹 문지르기(찬죽, 사죽공)

찬죽

사죽공

태양 주무르기

태양

이문

귀의 문 주무르기
(이문)

영향

좋은 냄새 받아들이기
(영향)

턱뼈 주무르기(협거)

협거

이마 누르기

눈썹 사이 중앙에서 시작하여 머리선에
이르는 이마 부위를 양 엄지를 교대로 50회
문지른다.

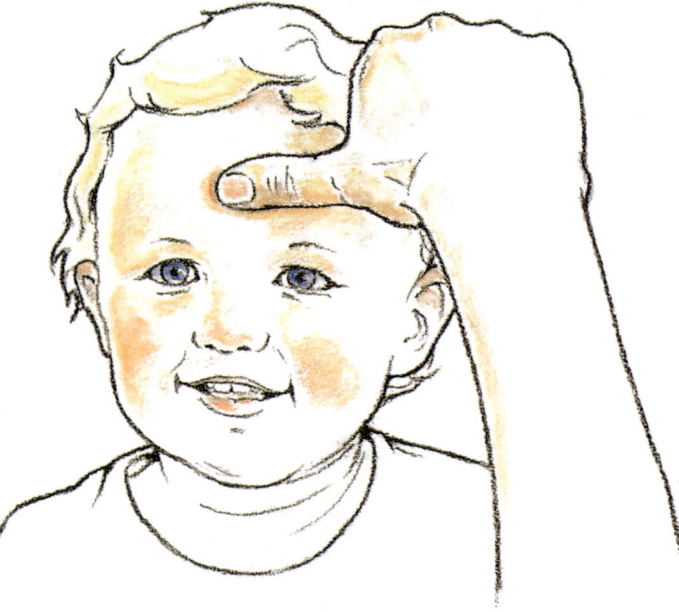

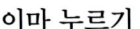 강력한 진정 효과가 있다
뇌의 발달을 증진한다

태양 주무르기

눈 바깥쪽에 움푹 패인 태양에 엄지를
대고 50회 주무른다.

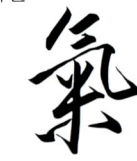

진정 효과가 있다
시력을 강화한다
뇌의 발달을 증진한다

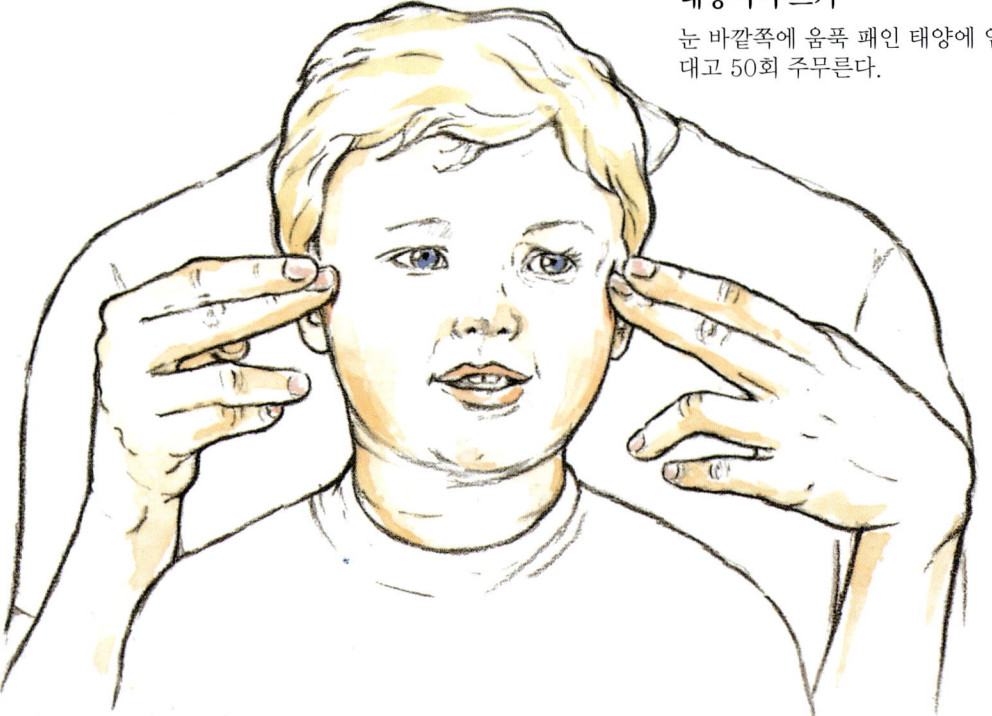

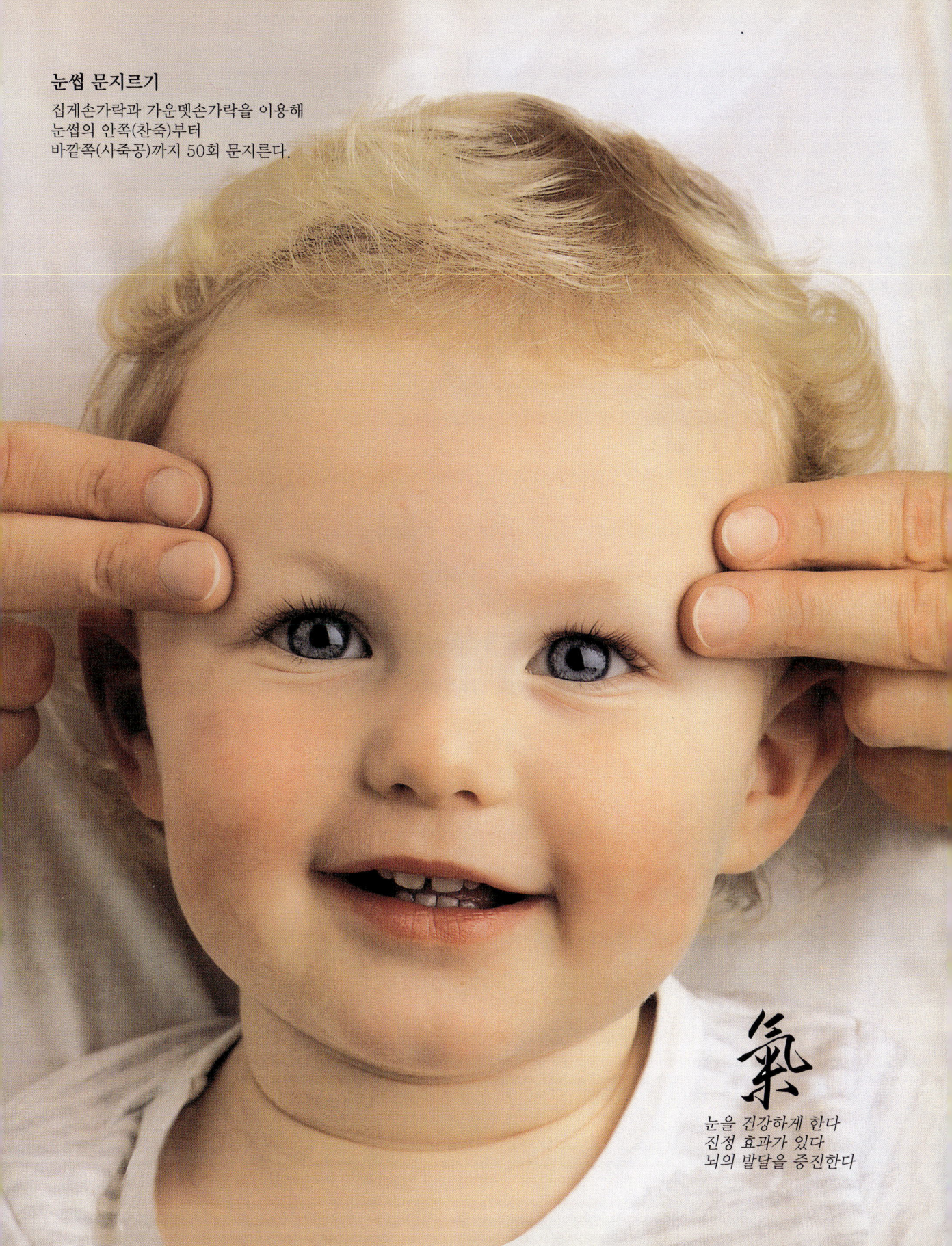

눈썹 문지르기

집게손가락과 가운뎃손가락을 이용해
눈썹의 안쪽(찬죽)부터
바깥쪽(사죽공)까지 50회 문지른다.

氣

눈을 건강하게 한다
진정 효과가 있다
뇌의 발달을 증진한다

좋은 냄새 받아들이기

아이의 뒷머리를 한 손으로 받친다.
다른 손의 집게손가락을 이용해
콧구멍 양 옆 부위(영향)를 50회
주무른다.

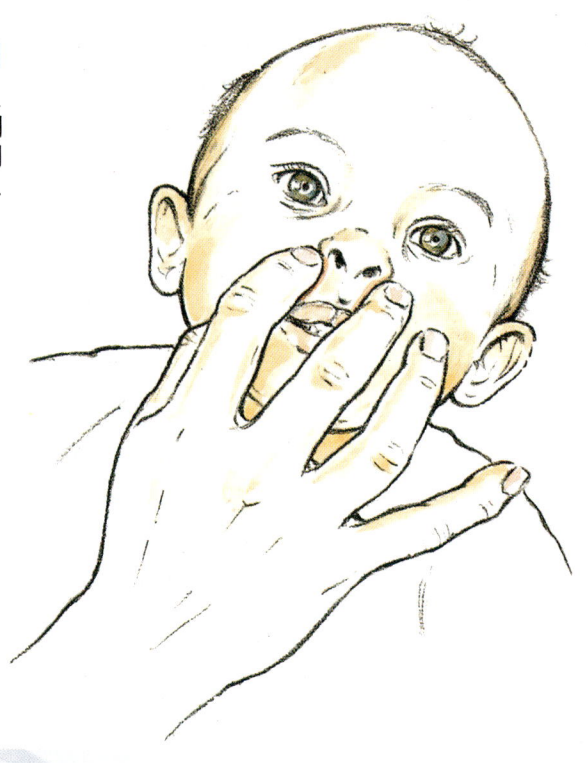

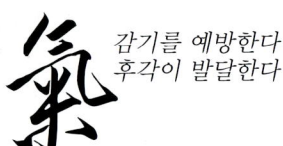 감기를 예방한다
후각이 발달한다

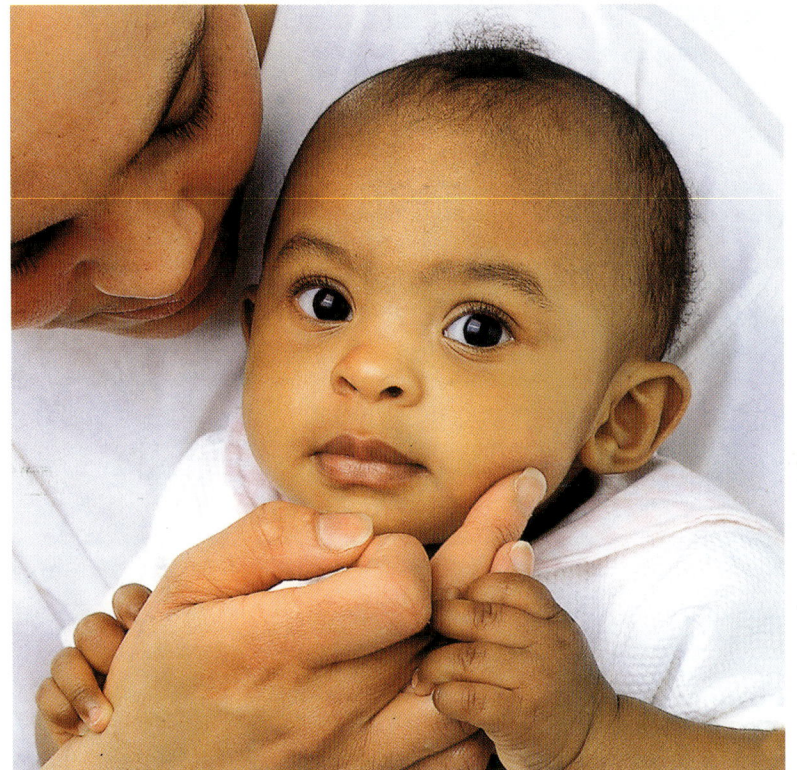

턱뼈 주무르기

턱뼈가 꺾이는 부분의 위와 안쪽 근육의
중간 부위(협거)를 찾는다.
가운뎃손가락으로 50회 주무른다.

氣

안면 근육과 턱뼈의 건강한
발육을 돕고, 이가 한쪽으로
몰려서 자라는 것을 방지한다

귀의 문 주무르기

'귀의 문'으로 해석되는 이문은
귀 앞에 패인 혈이다.
가운뎃손가락으로 양쪽 귀의 문을
50회 주무른다.

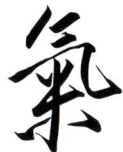

귀와 청각의 건강한 발육을
돕는다. 턱을 강화한다.

치료 팁

이통을 치료하려면 이문을 100회
주무른다.

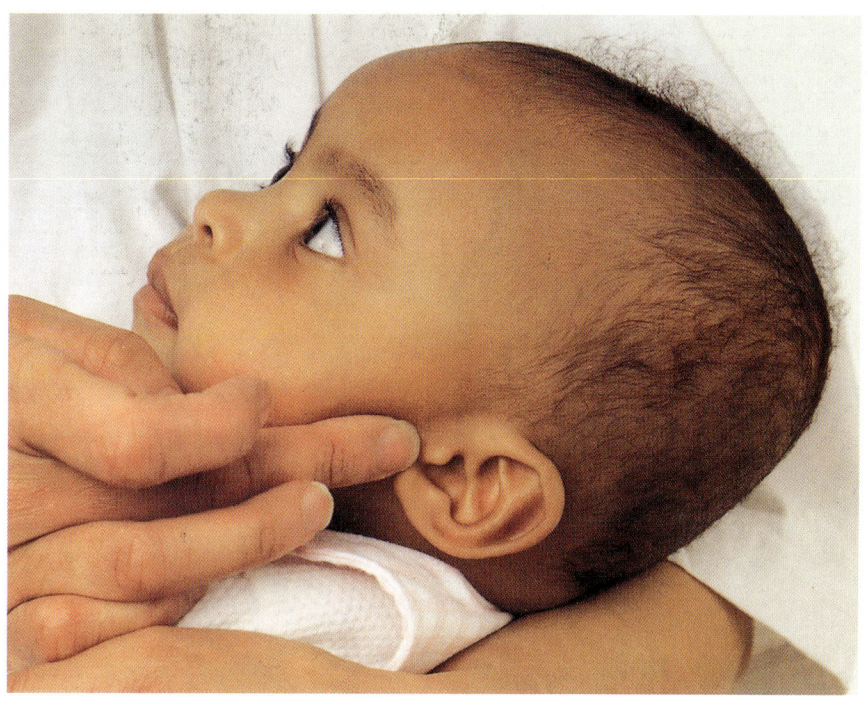

귀 잡아당기기

엄지와 가운뎃손가락으로 아이의
귓불을 쥐어 5회 잡아당긴다.

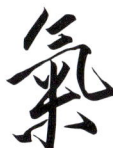

감기와 기관지 감염 예방에
좋다
아기가 음식을 섭취하는 데
도움을 준다

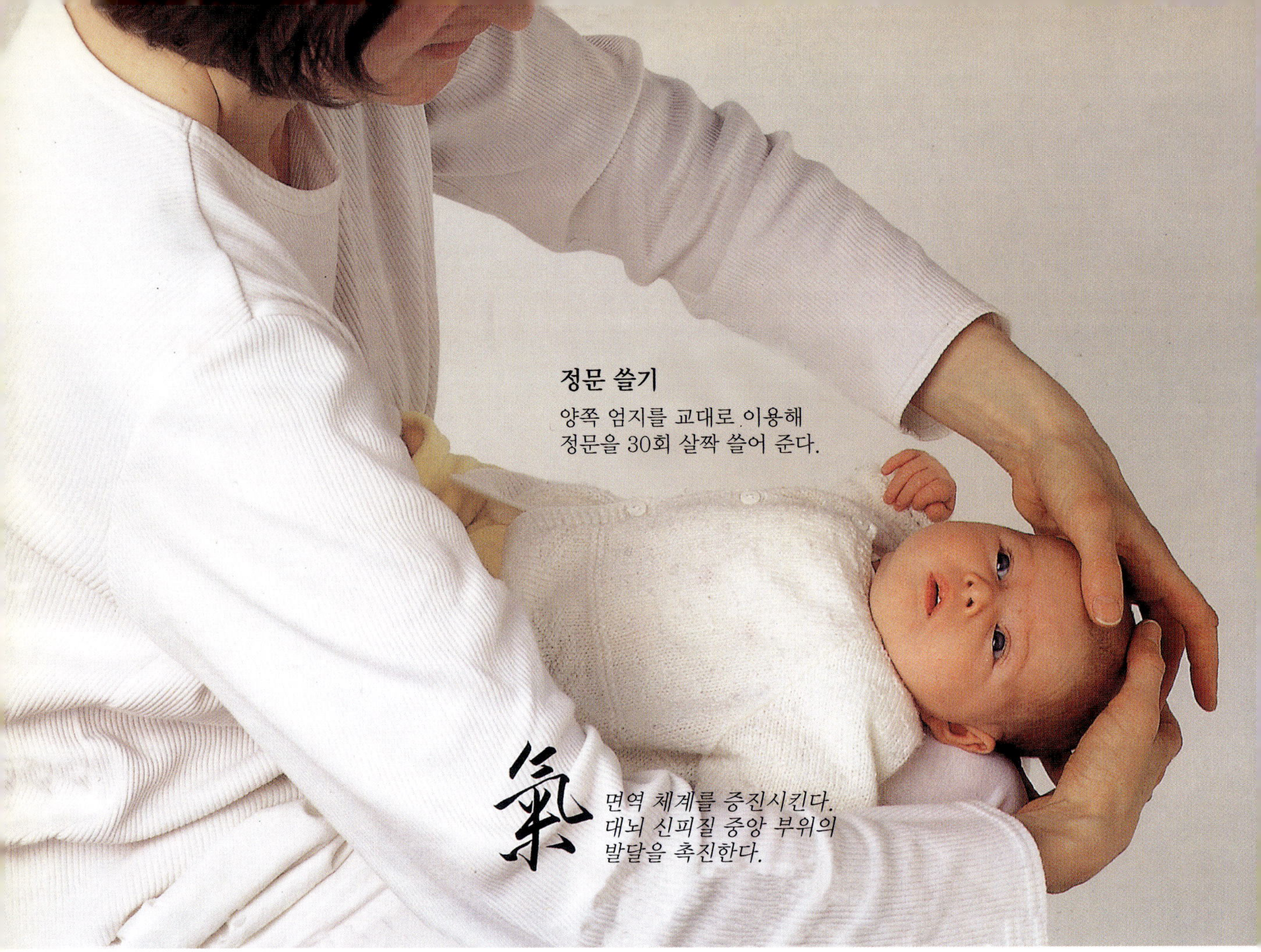

정문 쓸기

양쪽 엄지를 교대로 이용해
정문을 30회 살짝 쓸어 준다.

氣 면역 체계를 증진시킨다.
대뇌 신피질 중앙 부위의
발달을 촉진한다.

정문의 중앙 문지르기

집게손가락, 가운뎃손가락,
약손가락 중 하나를 이용해
정문 중앙을 가볍게 돌리며
문지른다.

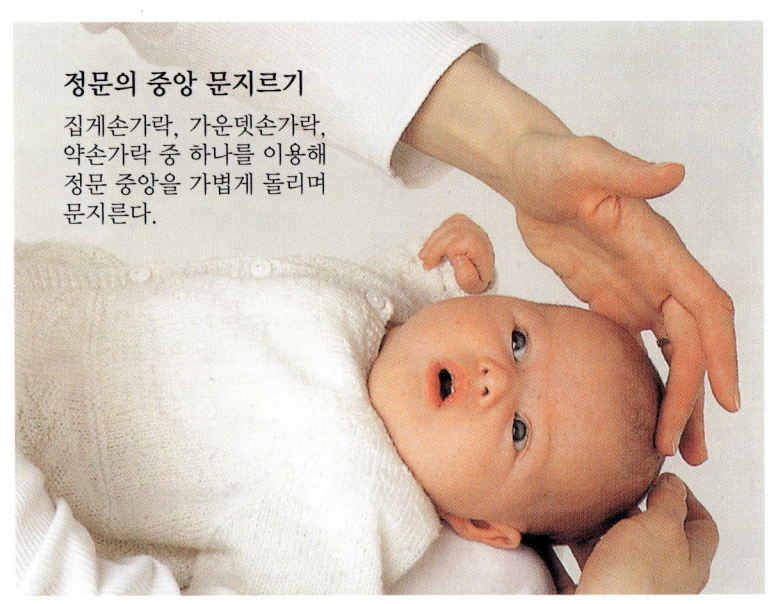

氣 대뇌 피질의 발육을
자극한다
지능, 기억, 언어 능력의
발달에 도움을 준다

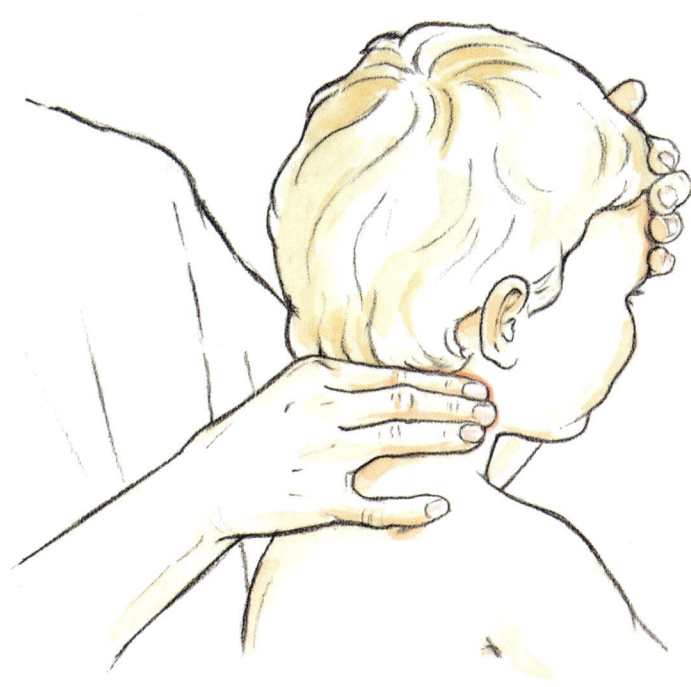

목 주무르기

한 손으로 아이의 이마를 받치고, 다른 손으로
목을 위아래로 10~20회 주무른다.
아기는 엄지와 두 손가락을 이용해 주무르고,
성장한 아이는 엄지와 손가락을 이용한다.

뇌 기능을 강화하고,
학습 능력을 개선한다
감기를 예방한다

氣

목과 머리 주무르기

중간의 움푹 패인 부분(풍지)을 찾는다.
엄지와 가운뎃손가락을 이용해 매우 부드럽게
50회 주무른다.

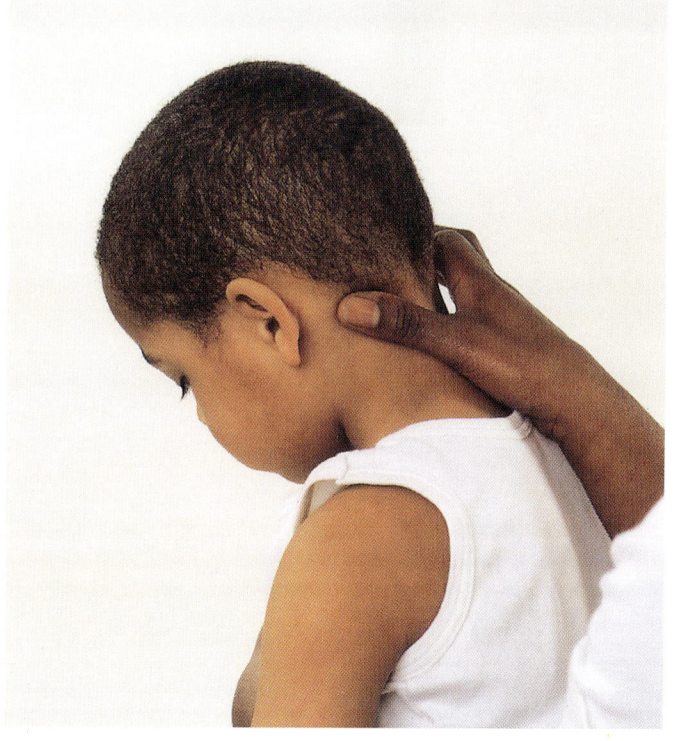

면역 체계를 자극하여 감기를
예방한다
눈을 건강하게 유지하고,
근시를 예방한다

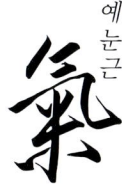

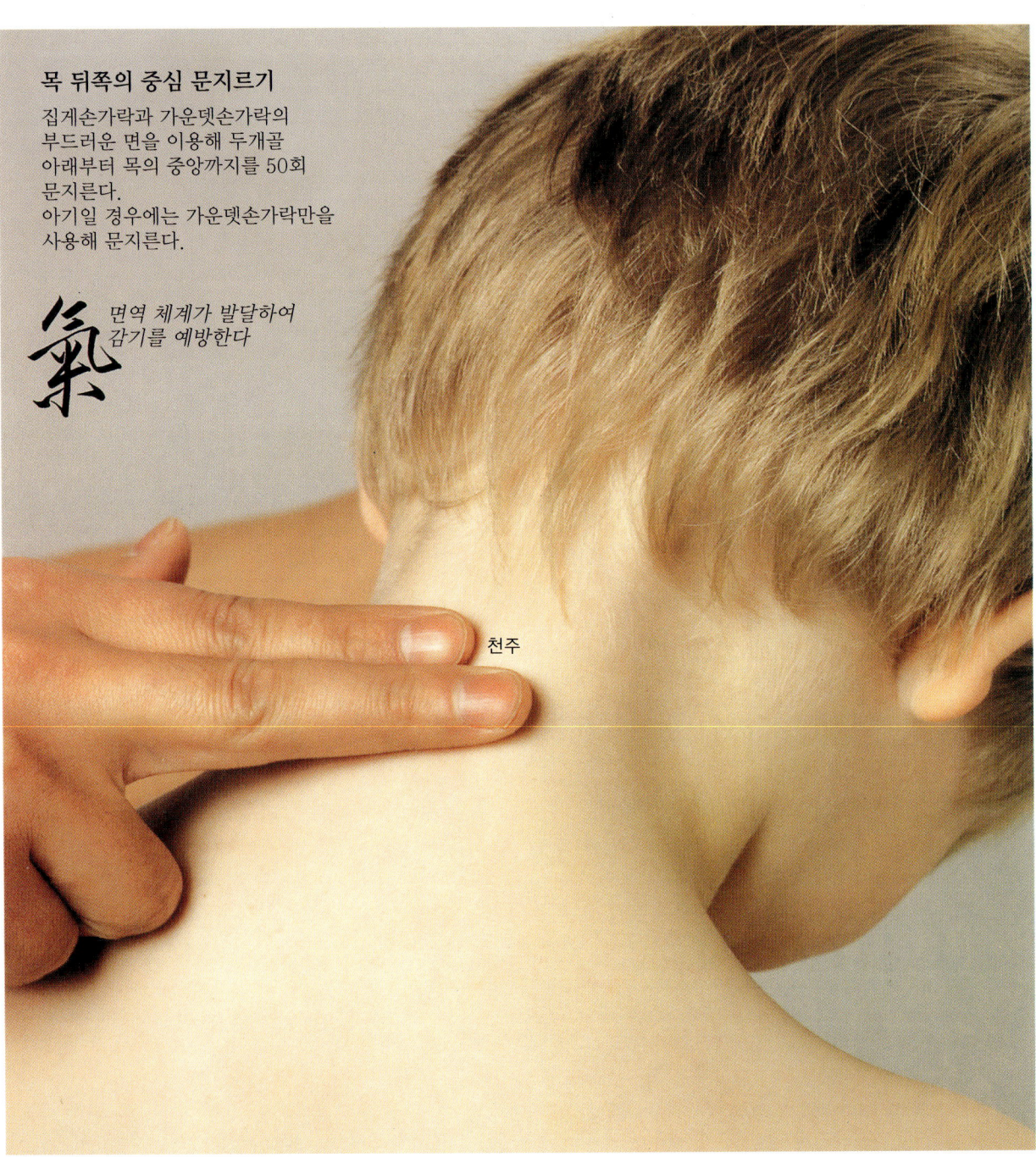

목 뒤쪽의 중심 문지르기

집게손가락과 가운뎃손가락의
부드러운 면을 이용해 두개골
아래부터 목의 중앙까지를 50회
문지른다.
아기일 경우에는 가운뎃손가락만을
사용해 문지른다.

氣 면역 체계가 발달하여
감기를 예방한다

천주

어깨 주무르기

이 혈(견정)은 척추와 어깨 끝 사이
중앙에 있다. 엄지로 이곳을 50회
주무르고, 나머지 손가락은 어깨 앞에
놓는다. 아기를 가슴에 대고,
가운뎃손가락을 이용해 혈을 하나씩
주무른다.

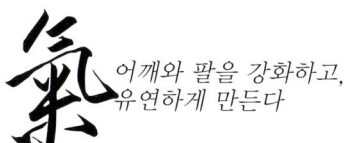

어깨와 팔을 강화하고,
유연하게 만든다

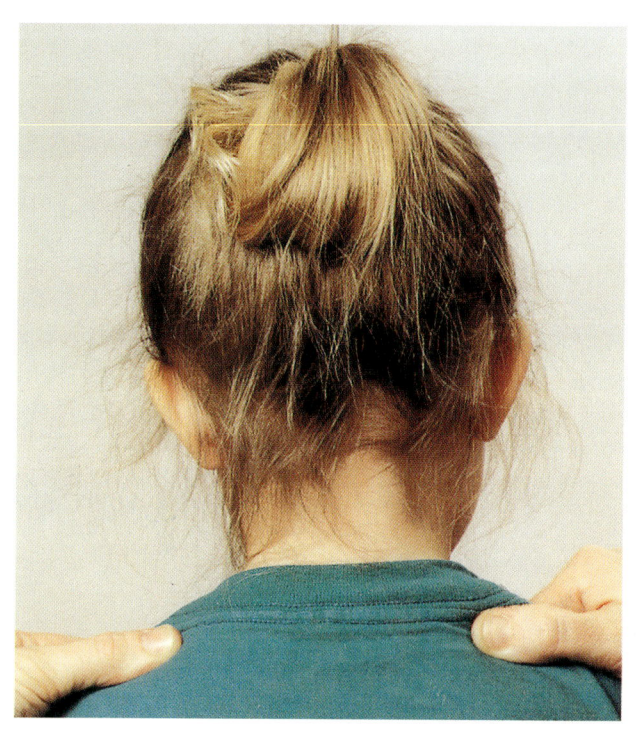

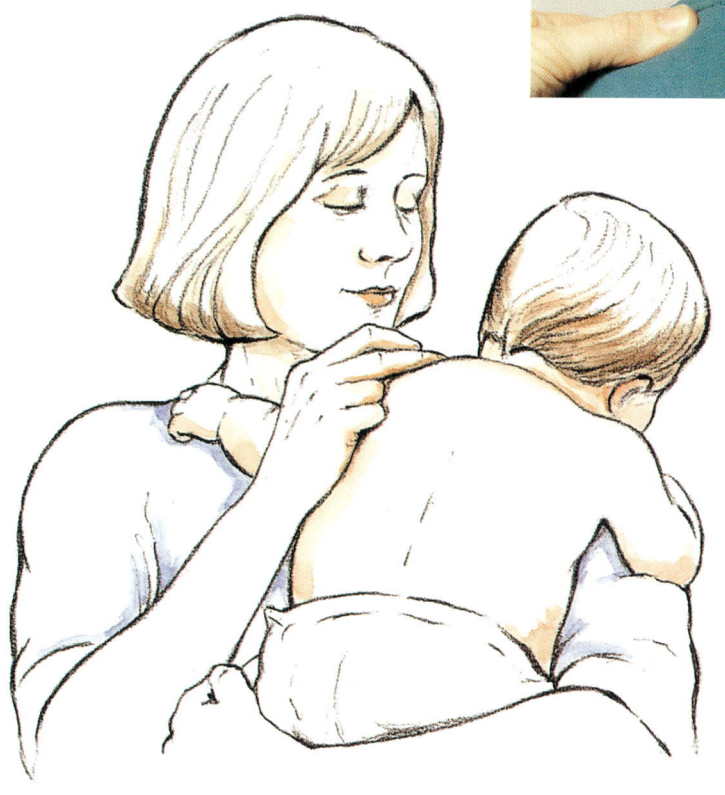

가슴과 배

이 마사지를 할 때는 침대나 무릎에 눕히는 것이 아이에게
편하게 느껴진다.

아래와 오른쪽 사진을 참고하여 마사지 단계를 익힌다.

혈과 마사지 부위의 정확한 위치는 각 단계에 표시되어
있다.

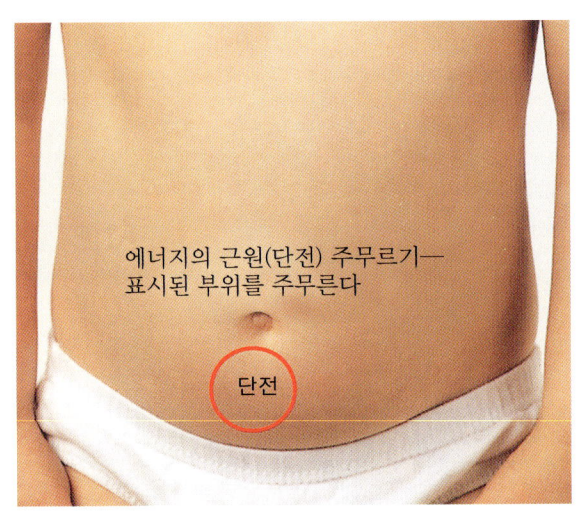

에너지의 근원(단전) 주무르기—
표시된 부위를 주무른다

단전

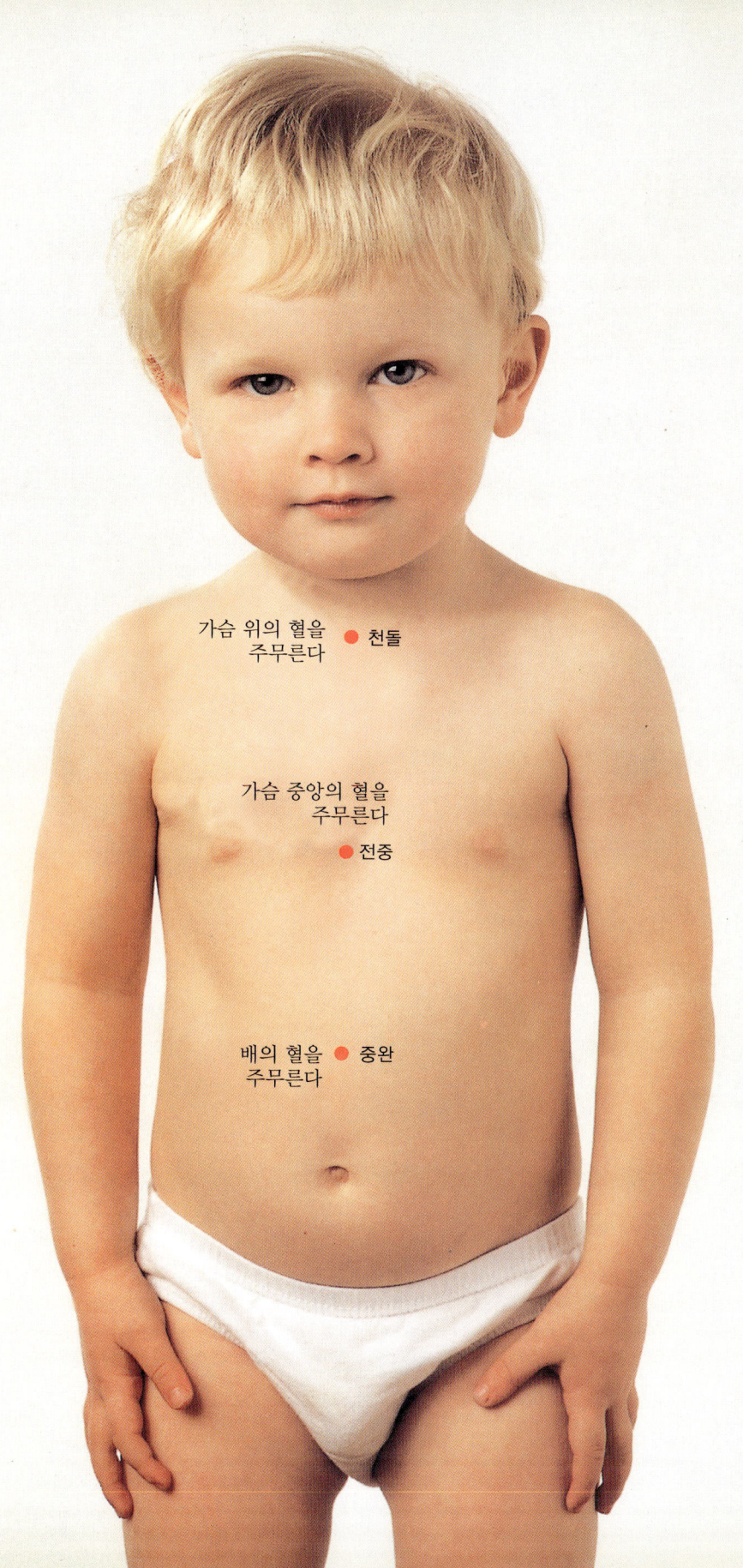

가슴 위의 혈을
주무른다 ● 천돌

가슴 중앙의 혈을
주무른다

● 전중

배의 혈을 ● 중완
주무른다

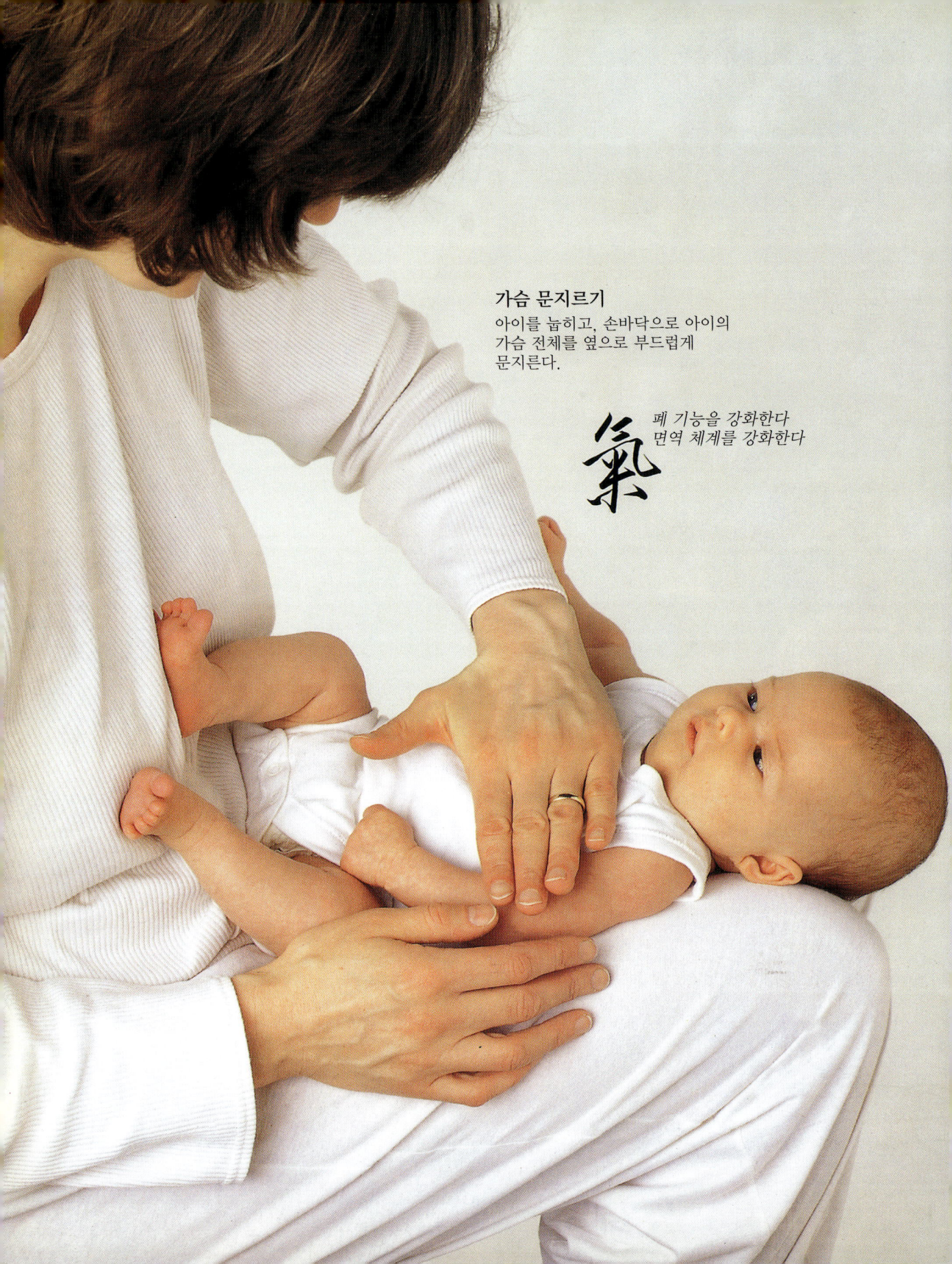

가슴 문지르기
아이를 눕히고, 손바닥으로 아이의
가슴 전체를 옆으로 부드럽게
문지른다.

氣 폐 기능을 강화한다
면역 체계를 강화한다

가슴의 위 주무르기

손가락을 흉골 중앙선을 따라 올라가면 목 아래에 움푹 패인 곳이 있다. 가운뎃손가락으로 이 부위(천돌)를 시계방향으로 50회 회전한다.

그 다음 이 부위에서 배꼽까지 집게손가락과 가운뎃손가락을 이용해 내려오는 동작으로 20회 문지른다.

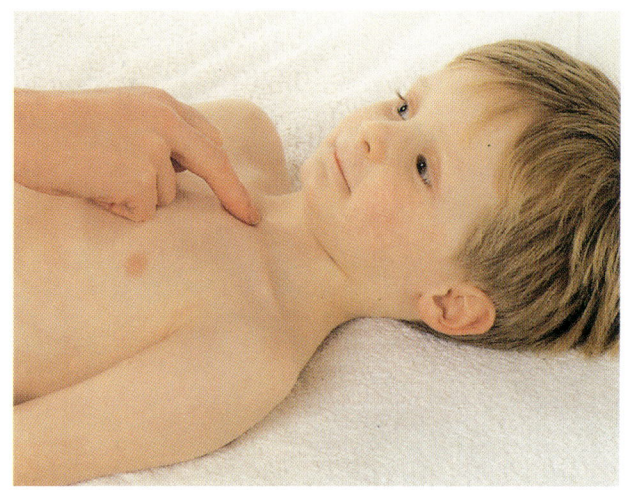

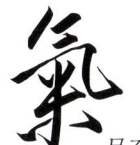

목감기와 기침에 대한
저항력을 기른다

가슴의 중앙 주무르기

젖꼭지와 같은 선상에 있는 흉골 중앙 부위(전중)를 가운뎃손가락을 이용해 50회 주무른다. 그 다음에 양손의 엄지를 이용해 젖꼭지에 달하는 부위까지 주무른다.

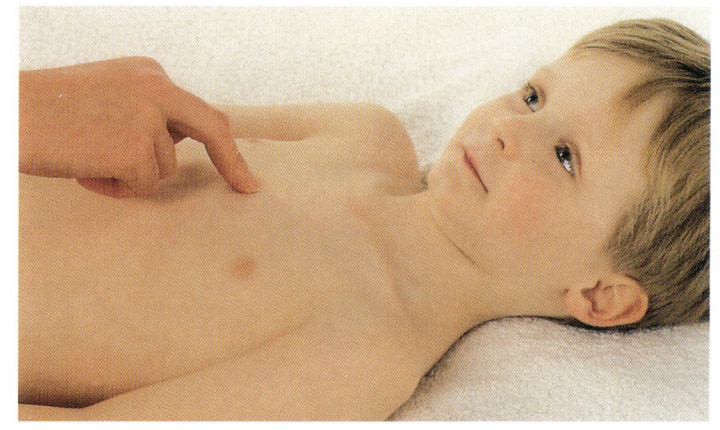

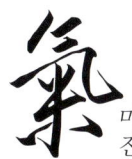

마음과 감정을
진정시킨다
호흡을 부드럽고
쉽게 만든다

배 주무르기

흉골 끝에서 배꼽 사이 중간쯤 되는 부위(중완)를 집게손가락과 가운뎃손가락을 이용해 시계 방향으로 50회 주무른다.

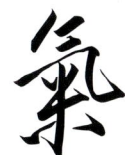

소화를 증진한다
위장에 가스가 차는 것과
딸꾹질을 예방한다

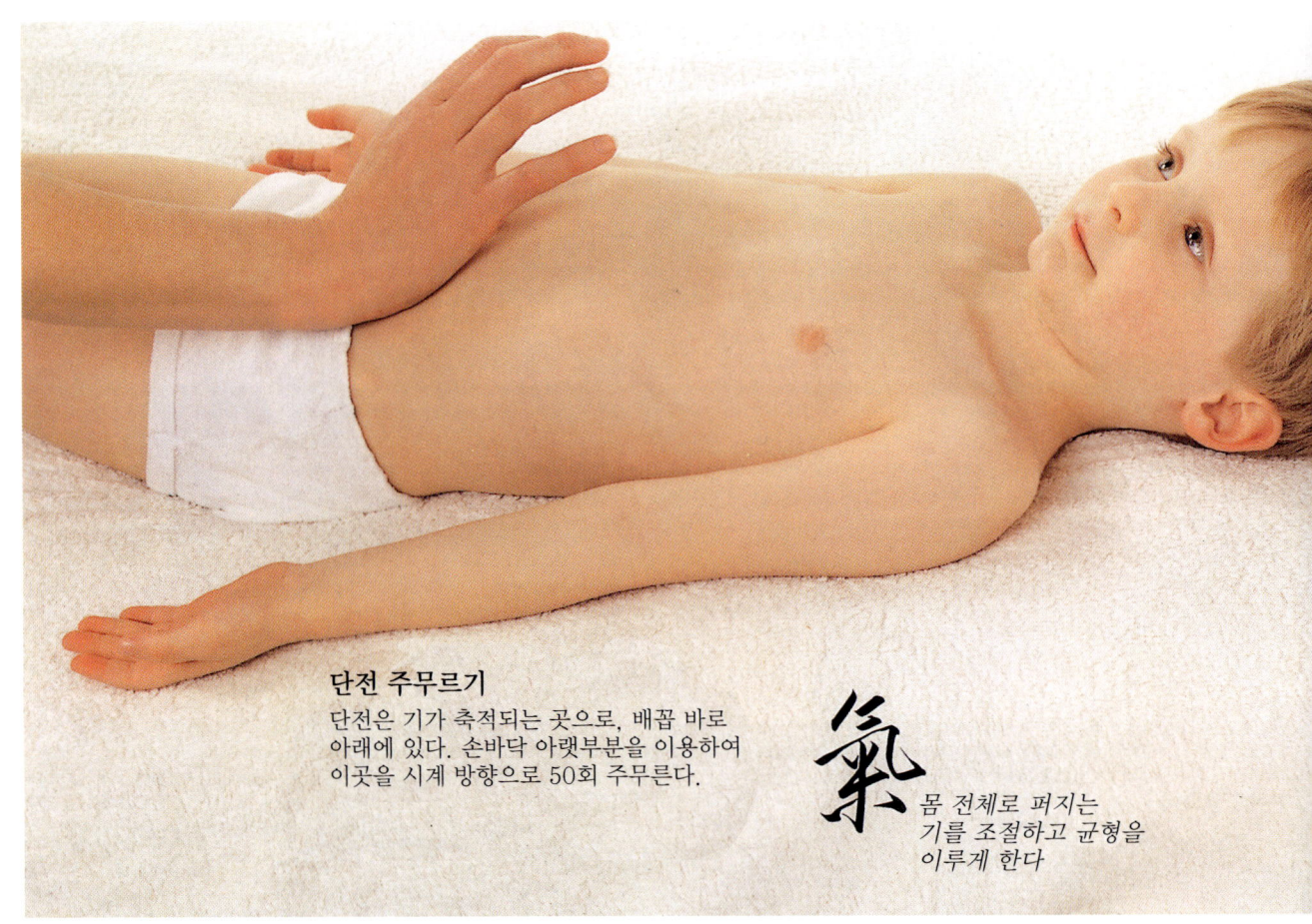

단전 주무르기
단전은 기가 축적되는 곳으로, 배꼽 바로
아래에 있다. 손바닥 아랫부분을 이용하여
이곳을 시계 방향으로 50회 주무른다.

氣 몸 전체로 퍼지는
기를 조절하고 균형을
이루게 한다

치료 팁
야뇨증과 비뇨기 문제를 치료하려면 단전을
시계 방향으로 200회 주무른다.

배 문지르기

배 전체를 시계 방향으로 원 모양으로 30회
문지른다. 어린 아기는 집게손가락,
가운뎃손가락, 약손가락을 사용하고,
성장한 아이는 손바닥을 사용한다.

氣 소화를 돕는다
진정 효과가 있다

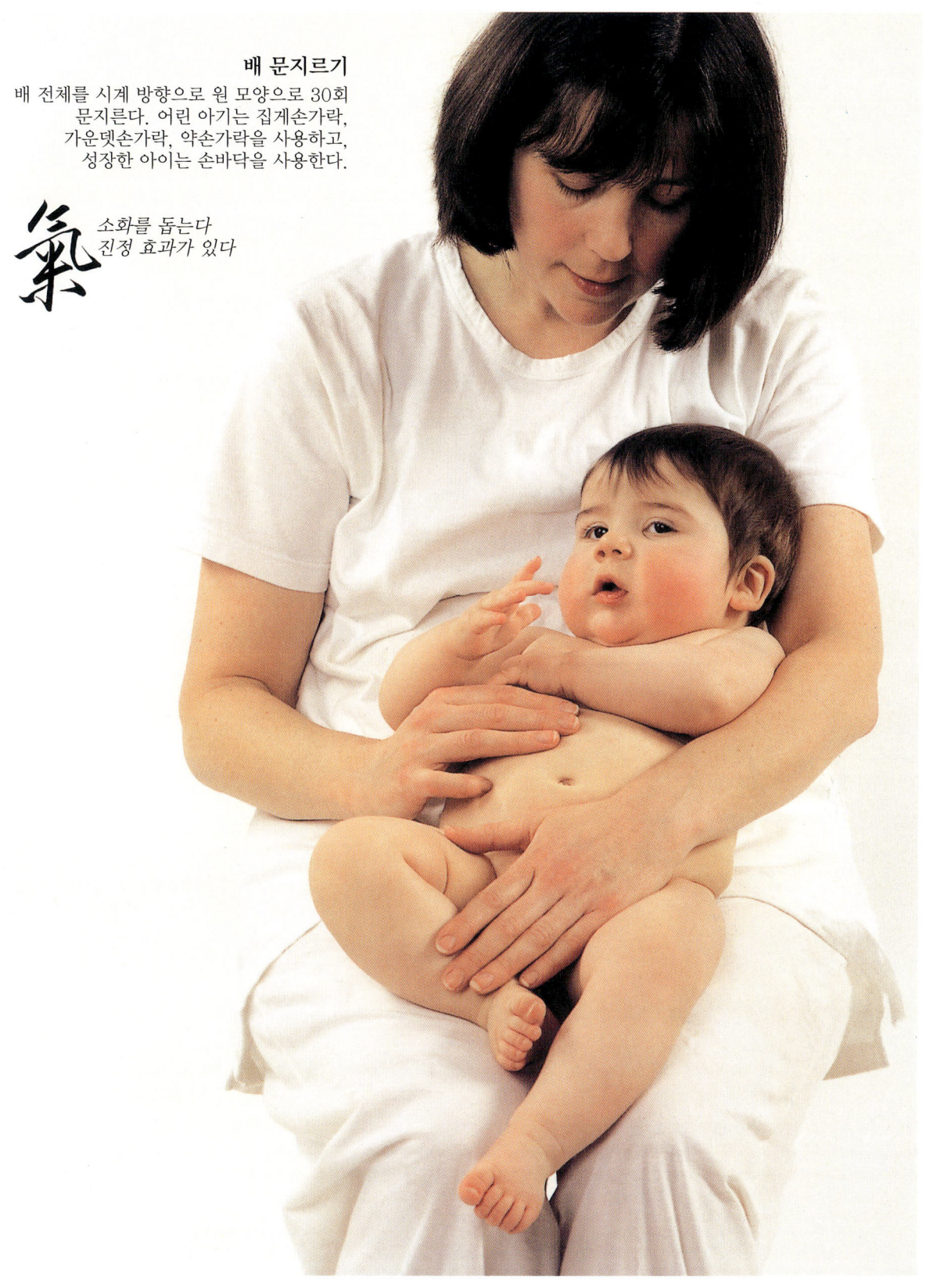

다리와 발의 앞부분

등을 대고 침대에 눕는 것이 이 마사지를 행하는 데
편하다. 발에 있는 작은 혈에 마사지하는 경우에
어린아이와 아기는 무릎에 앉혀도 된다.

　마사지 단계를 익히면서 아래와 오른쪽 사진을
계속 참고하기 바란다. 경혈과 마사지 부위의 정확한
부위는 각 단계에 표시되어 있다.

　한 다리에 마사지를 모두 한 다음에 다른쪽 다리에
마사지를 반복한다.

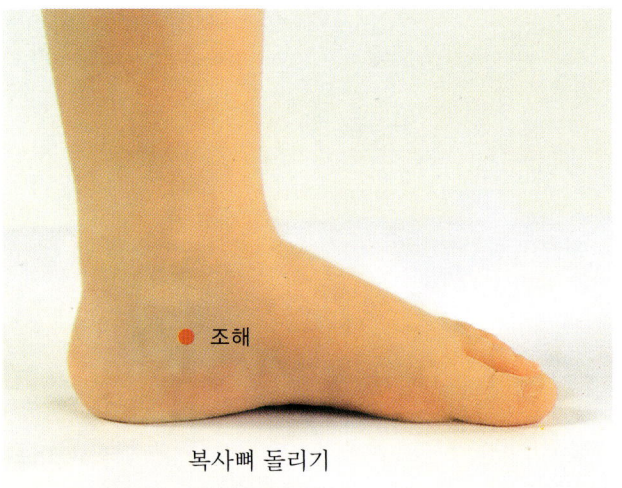

● 조해

복사뼈 돌리기

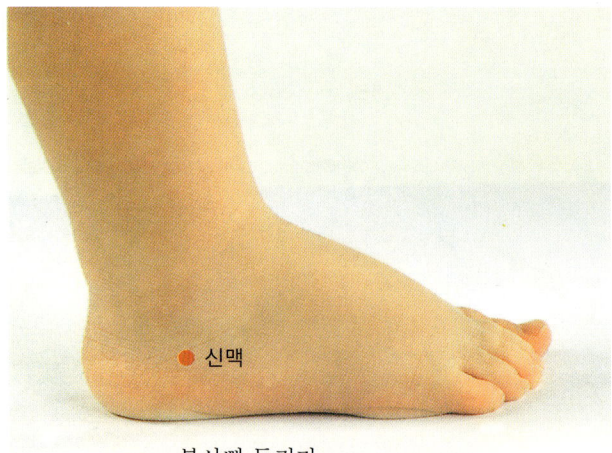

● 신맥

복사뼈 돌리기

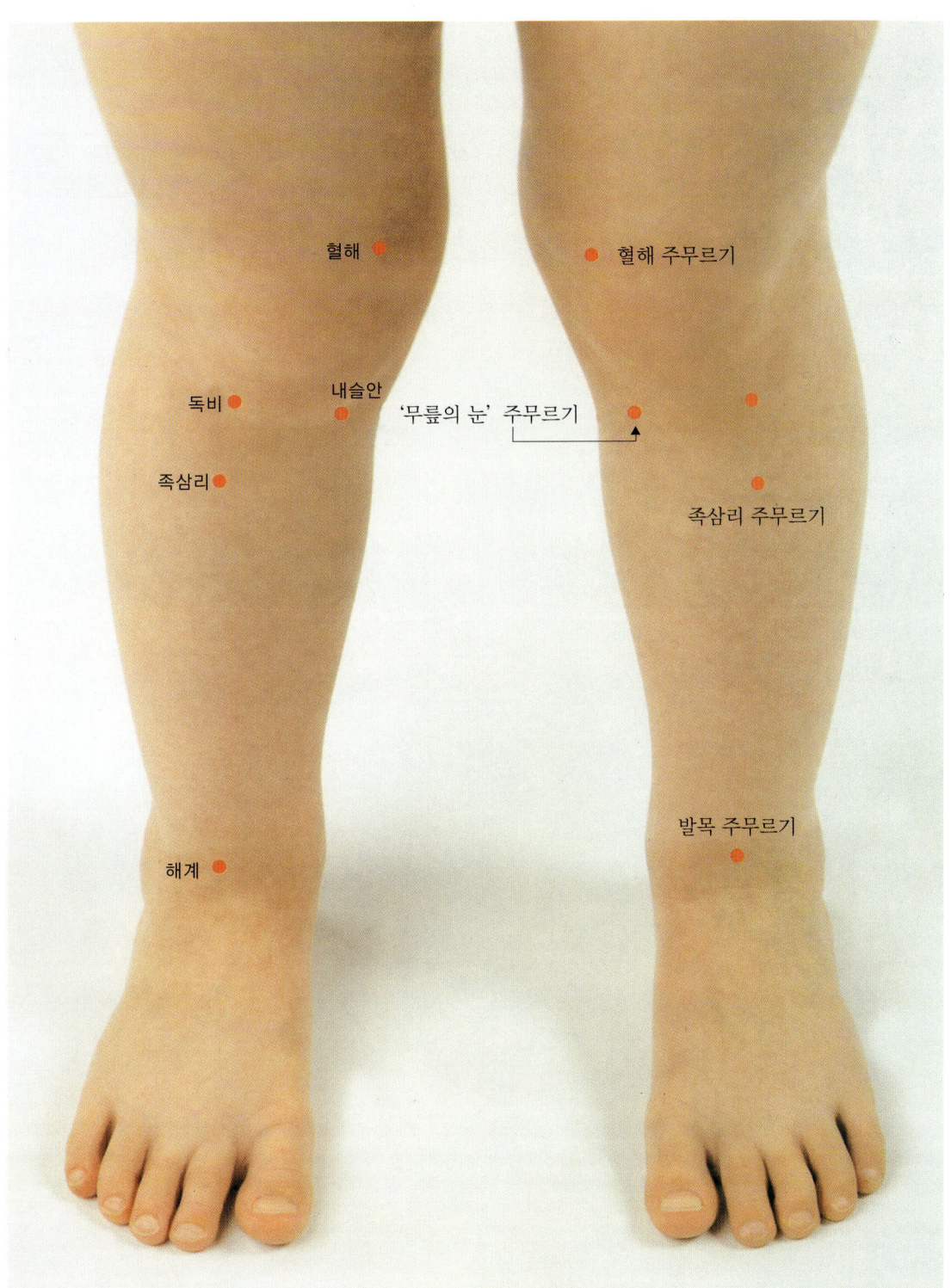

혈해

혈해 주무르기

독비

내슬안

'무릎의 눈' 주무르기

족삼리

족삼리 주무르기

발목 주무르기

해계

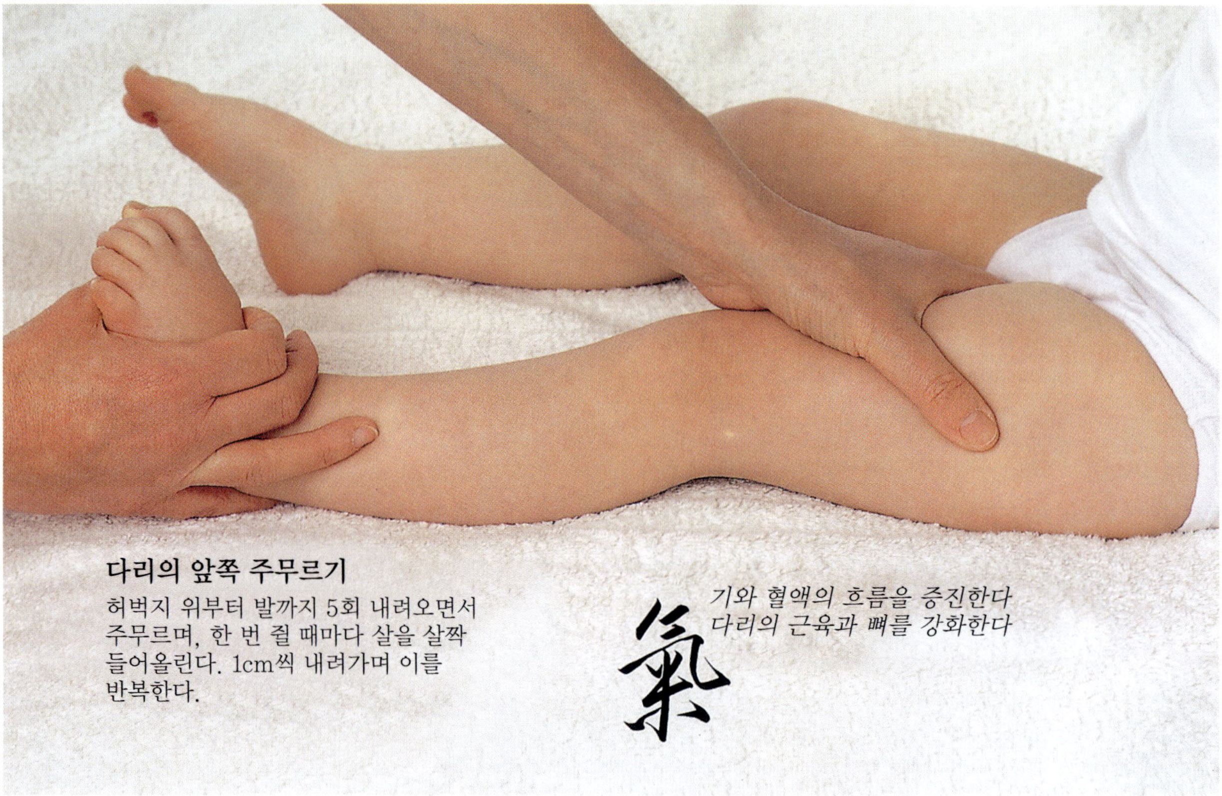

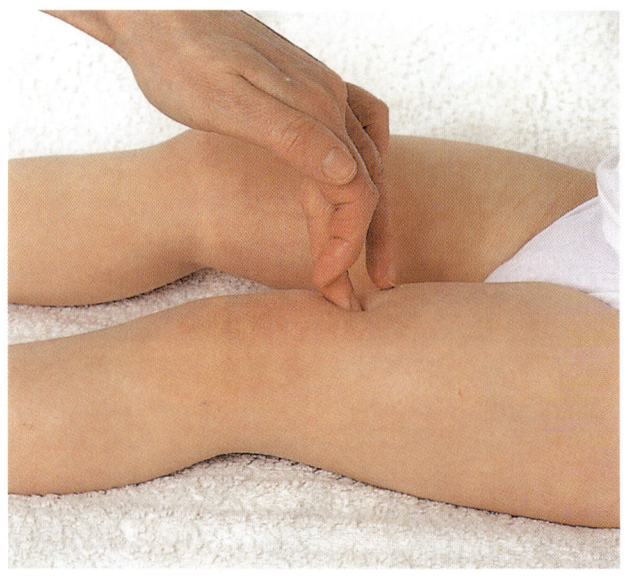

다리의 앞쪽 주무르기

허벅지 위부터 발까지 5회 내려오면서
주무르며, 한 번 쥘 때마다 살을 살짝
들어올린다. 1cm씩 내려가며 이를
반복한다.

氣 기와 혈액의 흐름을 증진한다
다리의 근육과 뼈를 강화한다

혈해 주무르기

족태음비경에서 이 혈은 비장이 음식의
에너지를 통해 혈액을 만들어 낸다는 고대
중국의 믿음 때문에 생겨났다.
슬개골(무릎받이)의 안쪽 구석에서 아이의
엄지 두 폭만큼 떨어진 부분에 혈해가 있다.
가운뎃손가락을 이용해 이 혈을 시계 방향으로
50회 주무른다.

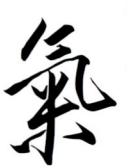 근육을 발달시키고 강화한다
알레르기 항원에 대한
피부의 저항력을 높인다

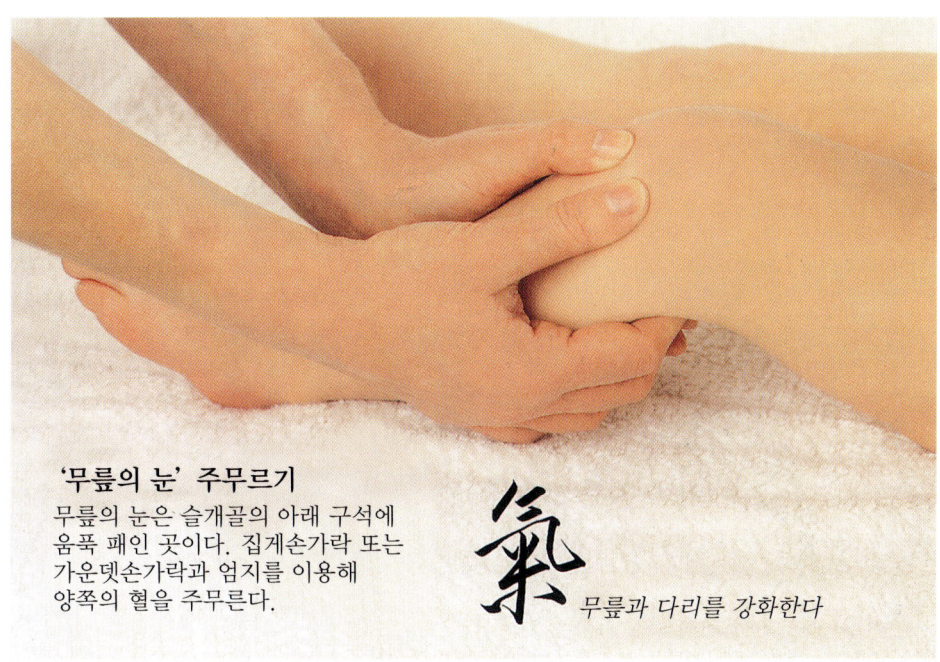

'무릎의 눈' 주무르기
무릎의 눈은 슬개골의 아래 구석에
움푹 패인 곳이다. 집게손가락 또는
가운뎃손가락과 엄지를 이용해
양쪽의 혈을 주무른다.

氣 무릎과 다리를 강화한다

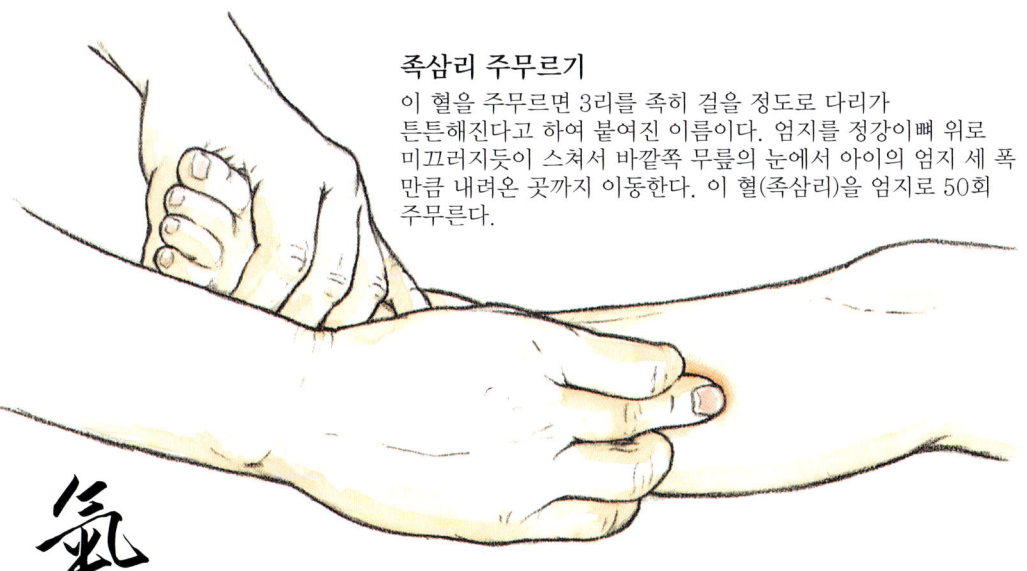

족삼리 주무르기
이 혈을 주무르면 3리를 족히 걸을 정도로 다리가
튼튼해진다고 하여 붙여진 이름이다. 엄지를 정강이뼈 위로
미끄러지듯이 스쳐서 바깥쪽 무릎의 눈에서 아이의 엄지 세 폭
만큼 내려온 곳까지 이동한다. 이 혈(족삼리)을 엄지로 50회
주무른다.

氣 전신의 에너지를 증진하여
면역 체계를 강화한다
소화 기능을 강화한다

다리의 앞쪽을 위아래로 문지르기
손바닥을 이용해 허벅지부터 발목까지의
다리 표면을 30회 문지른다(그림 없음).

氣 기의 흐름을 증진한다
혈액 순환과 림프액의 배액에 도움이 된다

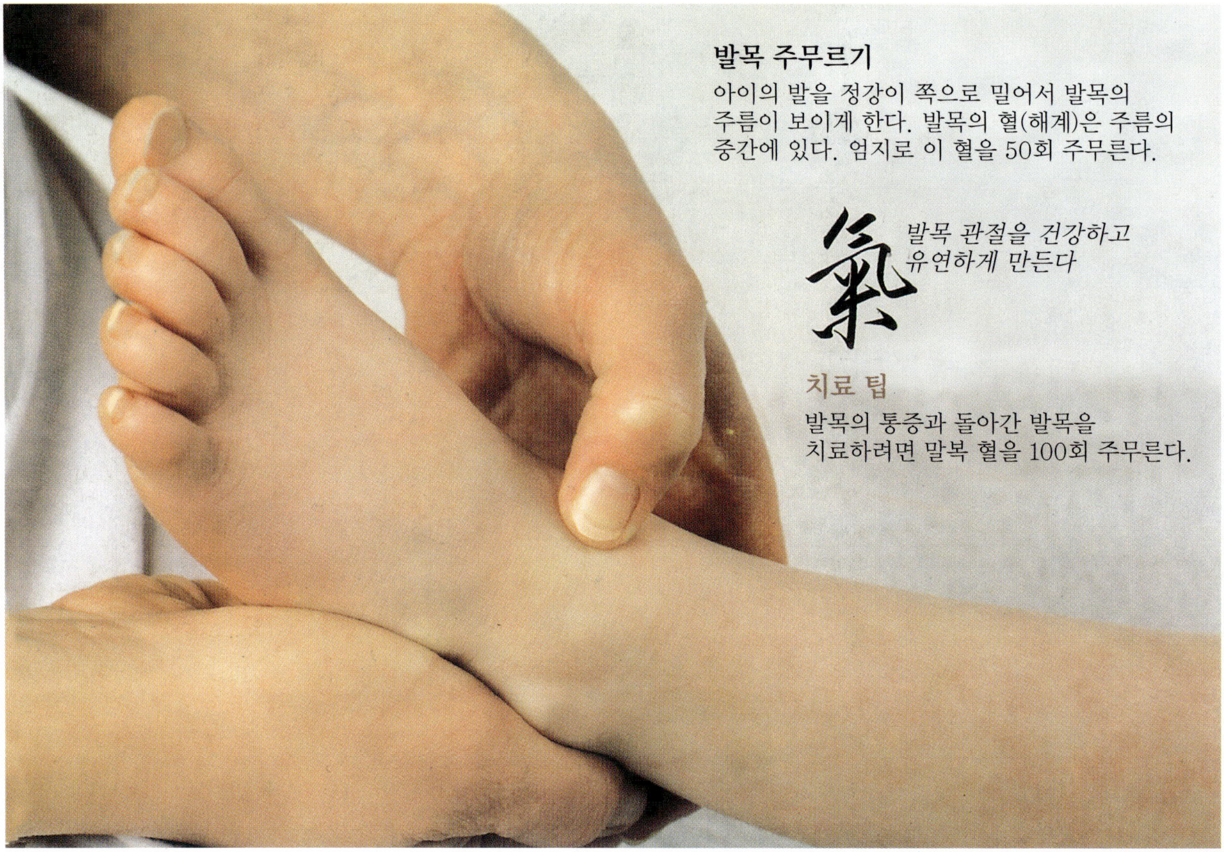

발목 주무르기

아이의 발을 정강이 쪽으로 밀어서 발목의 주름이 보이게 한다. 발목의 혈(해계)은 주름의 중간에 있다. 엄지로 이 혈을 50회 주무른다.

氣 발목 관절을 건강하고 유연하게 만든다

치료 팁

발목의 통증과 돌아간 발목을 치료하려면 말복 혈을 100회 주무른다.

발목 돌리기

아이의 발을 손으로 지탱하고, 집게손가락과 엄지를 복숭아뼈의 안쪽과 바깥쪽 패인 곳에 위치시킨다(조해, 신맥). 다른 손으로 발목을 양방향으로 부드럽게 5회 회전하는 동시에 두 혈을 주무른다.

氣 발과 복숭아뼈의 건강한 발육을 돕는다

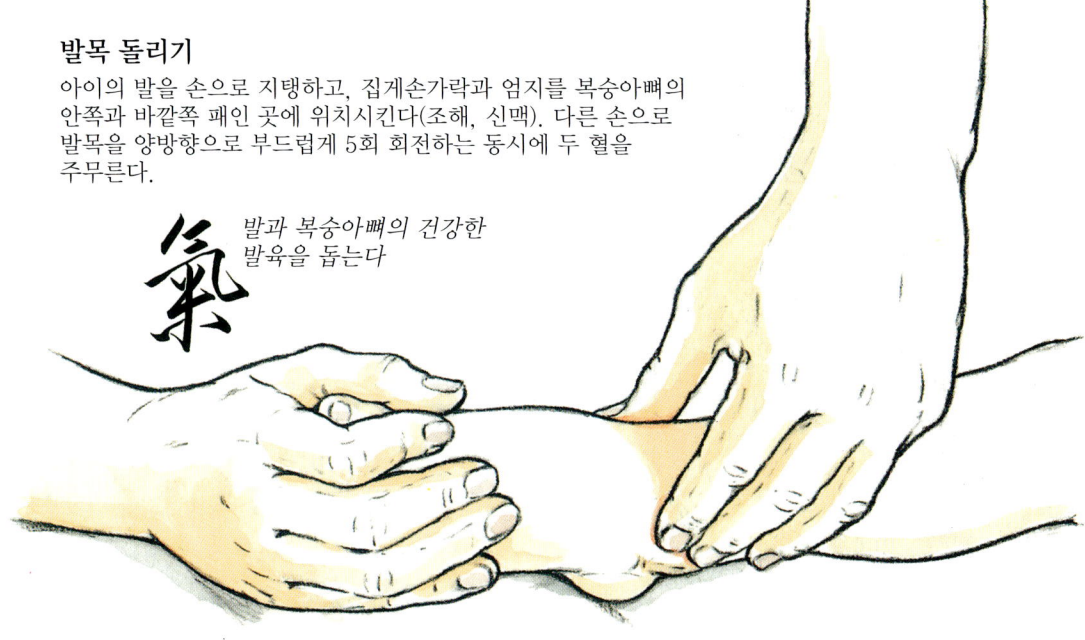

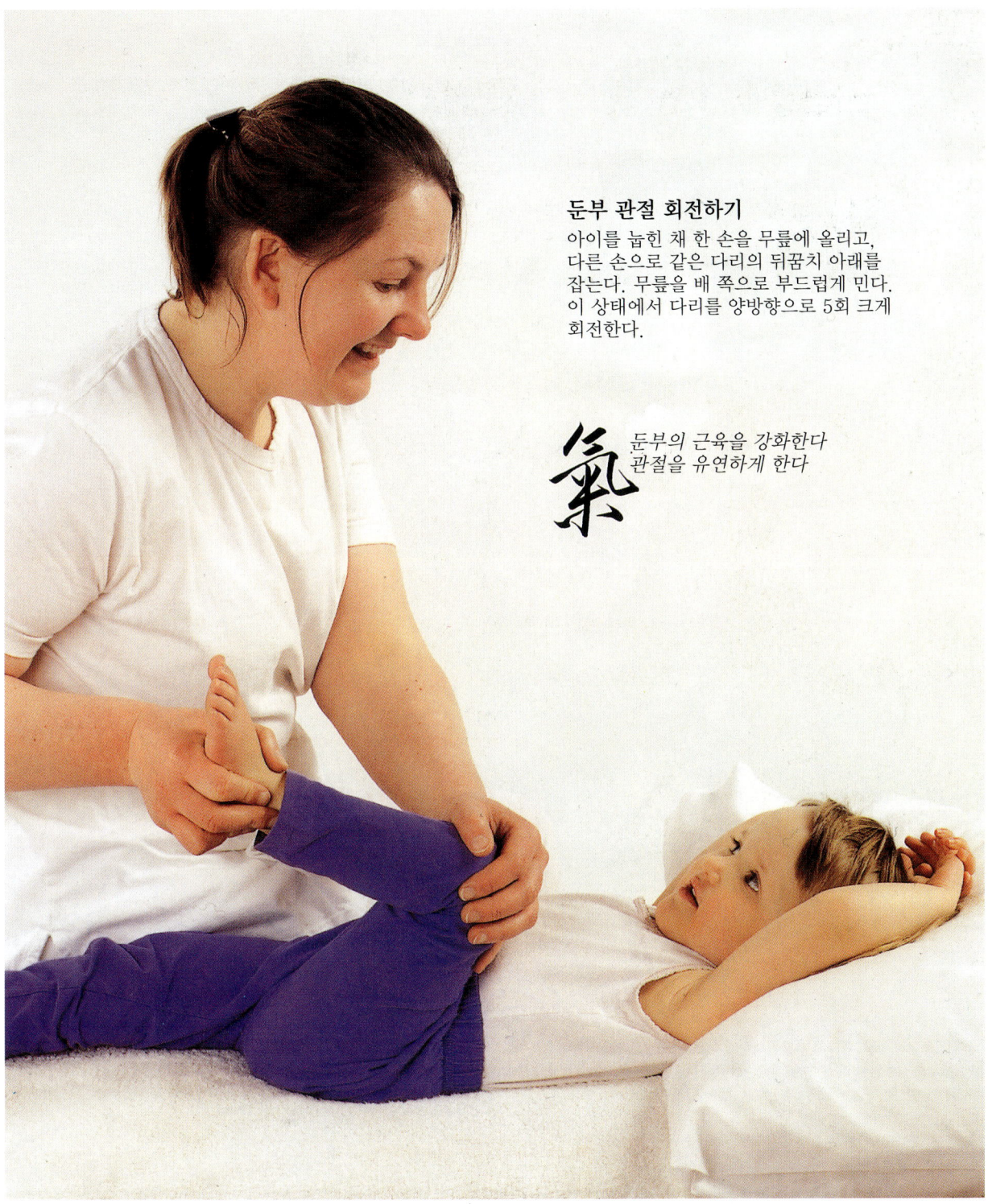

둔부 관절 회전하기

아이를 눕힌 채 한 손을 무릎에 올리고,
다른 손으로 같은 다리의 뒤꿈치 아래를
잡는다. 무릎을 배 쪽으로 부드럽게 민다.
이 상태에서 다리를 양방향으로 5회 크게
회전한다.

氣 둔부의 근육을 강화한다
관절을 유연하게 한다

등

배를 대고 침대에 엎드리는 것이 이 마사지를 받기에
편하다. 양손을 동시에 사용하는 마사지가 있기 때문에
무릎 위에 아이를 엎드리게 하는 것은 적합하지 않다.

　아래와 오른쪽의 사진을 참고하며 마사지 지침을
따른다. 혈과 마사지 부위는 각 단계에 정확하게 설명이
되어 있다.

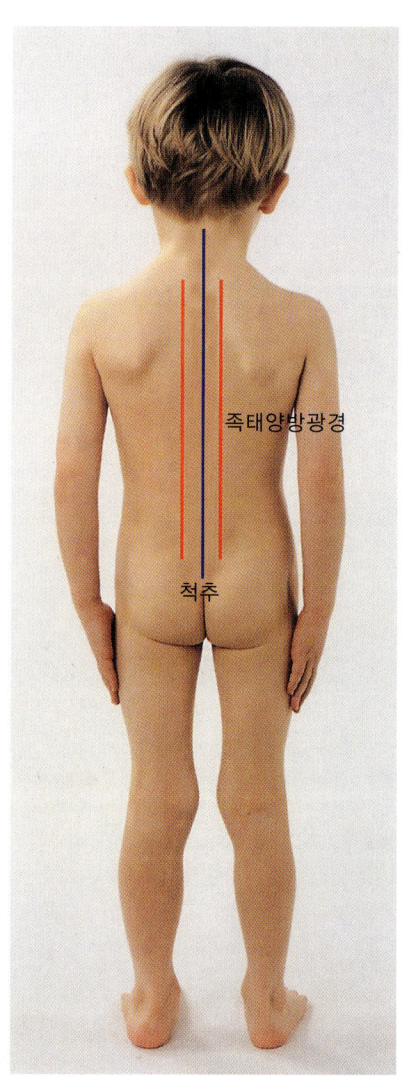

척추(독맥) 양옆의
족태양방광경(적색선)을 주무른다

족태양방광경

척추(청색선)를 내려오며
문지른다

척추

족태양방광경 혈 주무르기
콩팥 혈(신수)
폐 혈(폐수)
비장 혈(비수)

둔부 문지르기
(환도)

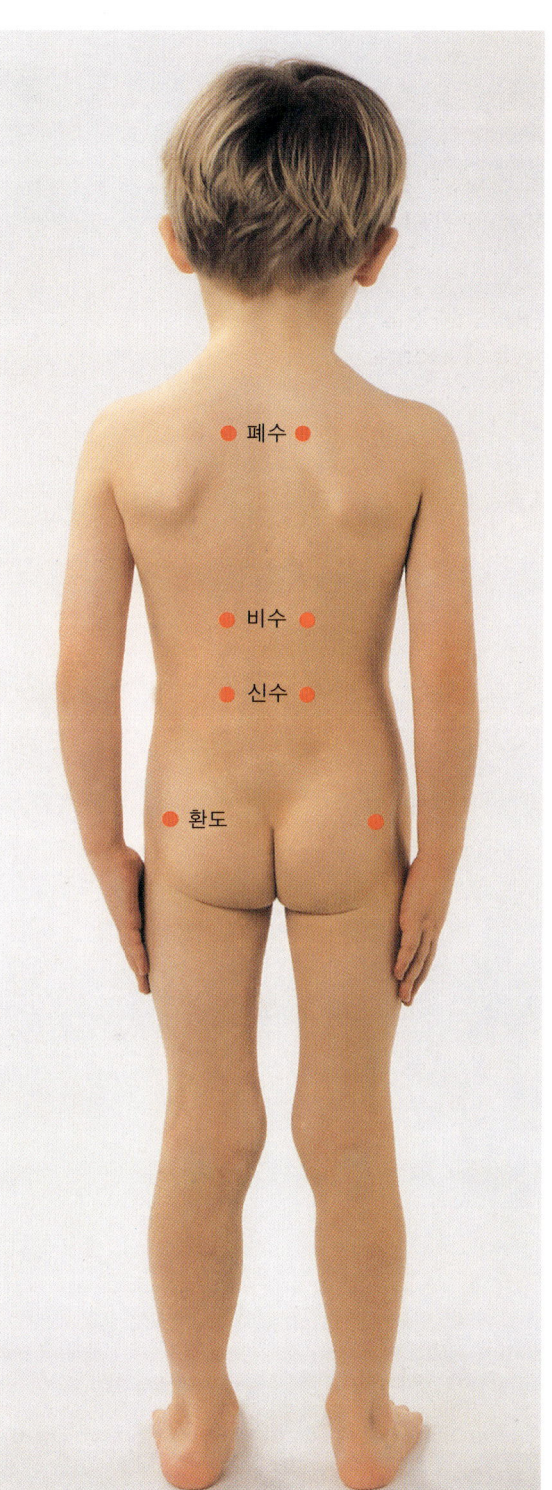

● 폐수 ●

● 비수 ●

● 신수 ●

● 환도

68

족태양방광경 주무르기

등의 족태양방광경에 있는 혈은 모든 체내 기관의 에너지와 연결되어 있다. 척추 양옆으로 중앙선에서 아이 손가락 두 폭 정도 떨어진 위치에 경락이 있다. 집게손가락 혹은 가운뎃손가락과 엄지를 이용해 척추 양옆의 경락을 5회 돌리며 문지른다.

집게손가락과 가운뎃손가락을 사용하여 척추 양옆의 족태양방광경은 위아래로 5회 문지른다.

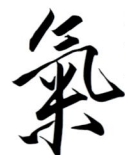

모든 체내 기관을 강화한다
중추 신경을 자극하여 면역 체계를 증진한다

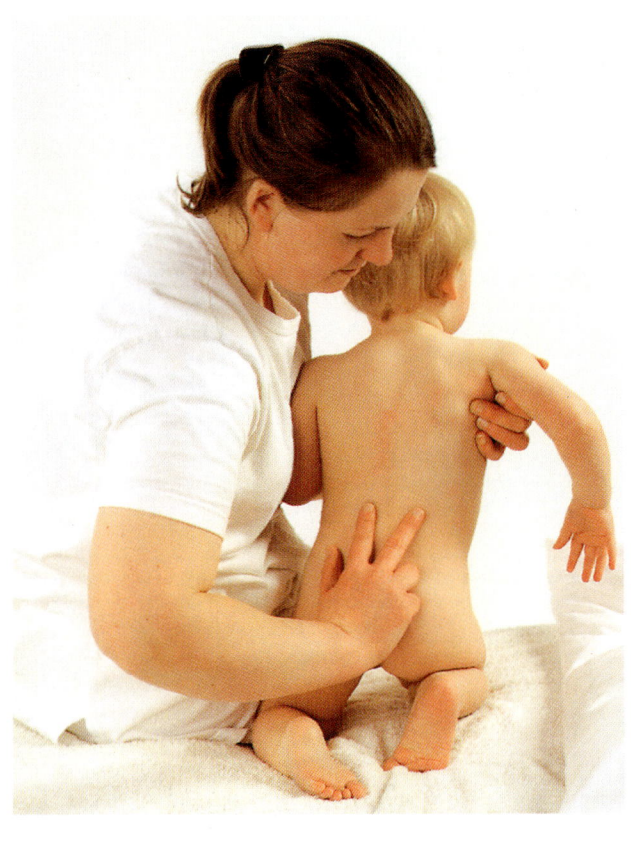

족태양방광경 혈 주무르기

옆 그림의 혈은 모두 족태양방광경에 있다. 척추 양옆의 혈을 두 손가락을 이용해 시계 방향으로 동시에 50회 주무른다.

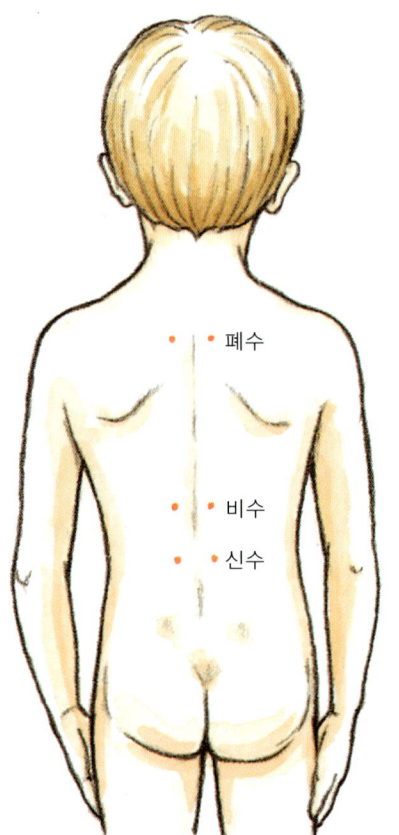

폐수
비수
신수

폐 혈(폐수)은 어깨뼈의 위쪽과 같은 선상에 있다

감기와 기관지 감염을 예방한다

비장 혈(비수)는 콩팥 혈보다 척추골 세 개 위에 있다

소화를 증진한다
근육 발달을 돕는다

콩팥 혈(신수)은 가장 아래쪽의 갈비뼈와 같은 선상에 있다

뼈의 건강한 발육에 도움을 준다

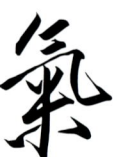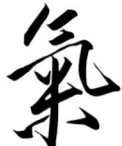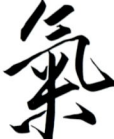

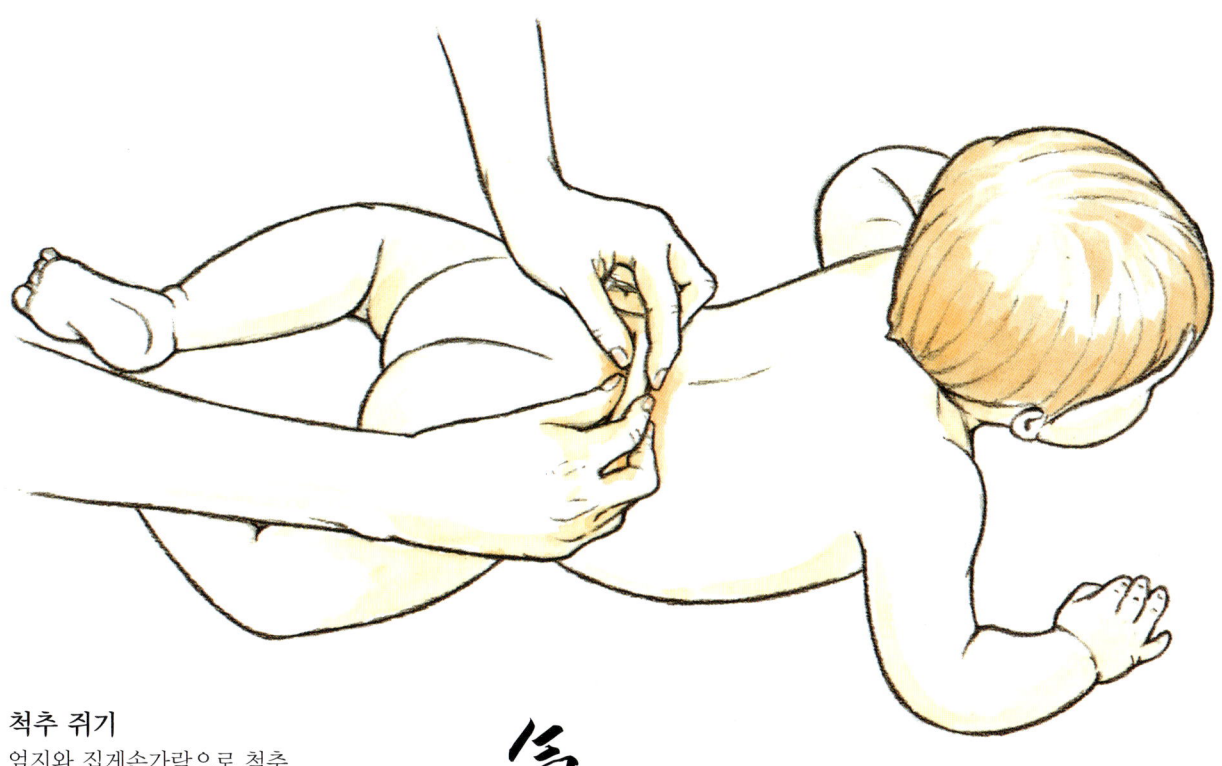

척추 쥐기

엄지와 집게손가락으로 척추
아래부터 위로 올라가며 살을 살짝
쥐어 올린다. 한쪽 손을 2cm 위로
이동하여 이를 반복한다.
그리고 다른 손을 올리고 반복한다.
이런 식으로 척추 끝까지 올라간다.

경고 : 생후 2주가 지나지 않은
아기에게 이 요법을 사용하지 않는다.
어린 아기는 매우 세심하게 다룬다.

氣

면역 체계를 강화할 수 있도록 자극한다
모든 체내 기관을 강화하고 발육을
증진한다

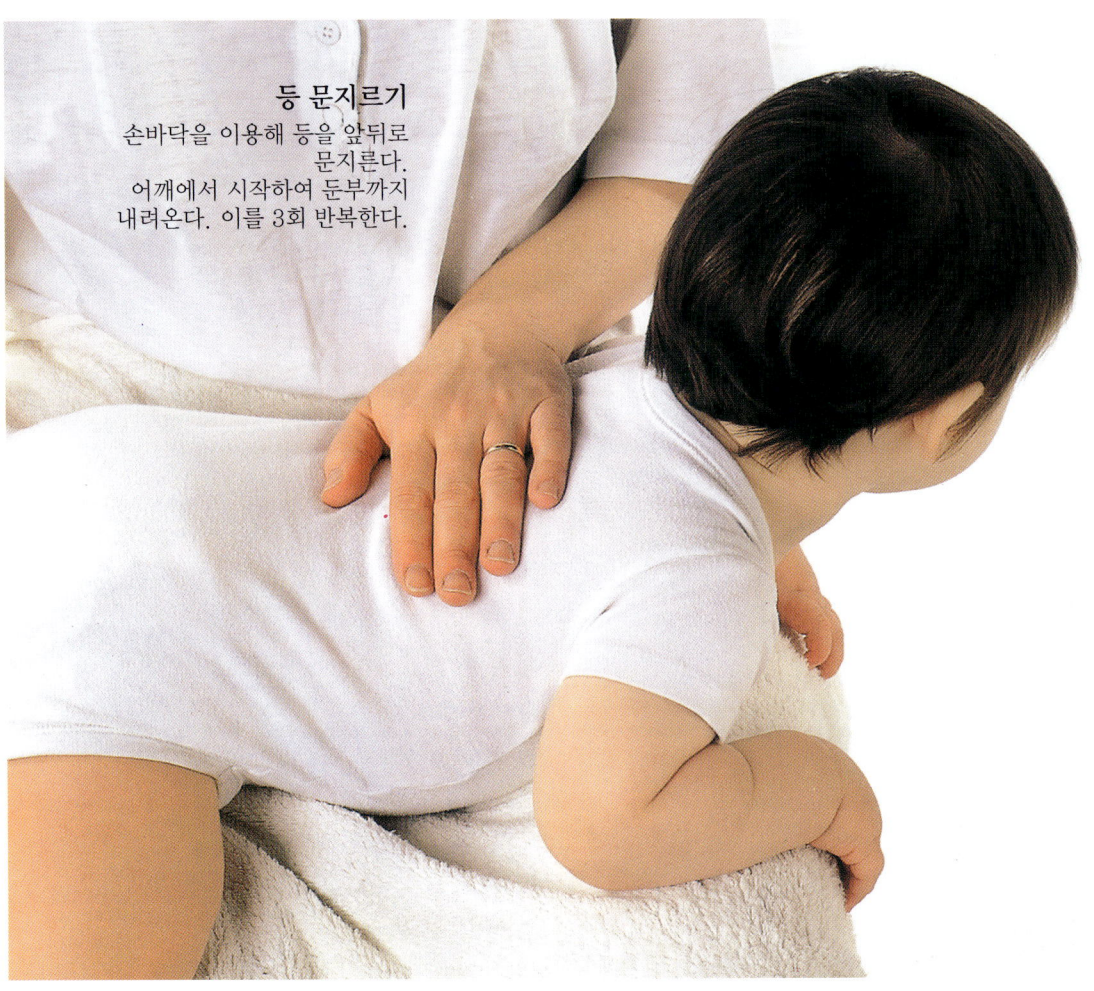

등 문지르기

손바닥을 이용해 등을 앞뒤로
문지른다.
어깨에서 시작하여 둔부까지
내려온다. 이를 3회 반복한다.

氣 혈액 순환과 기의 흐름을 증진한다
모든 신체 기관에 활력을 준다

척추 내려오면서 문지르기

목 아래부터 천골(엉치등뼈)까지
척추를 내려오며 집게손가락과
가운뎃손가락을 이용해 가볍게 5회
반복하여 문지른다.

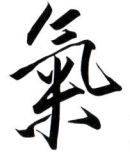

척수의 발육을 증진한다
불안정한 증세를
진정시킨다

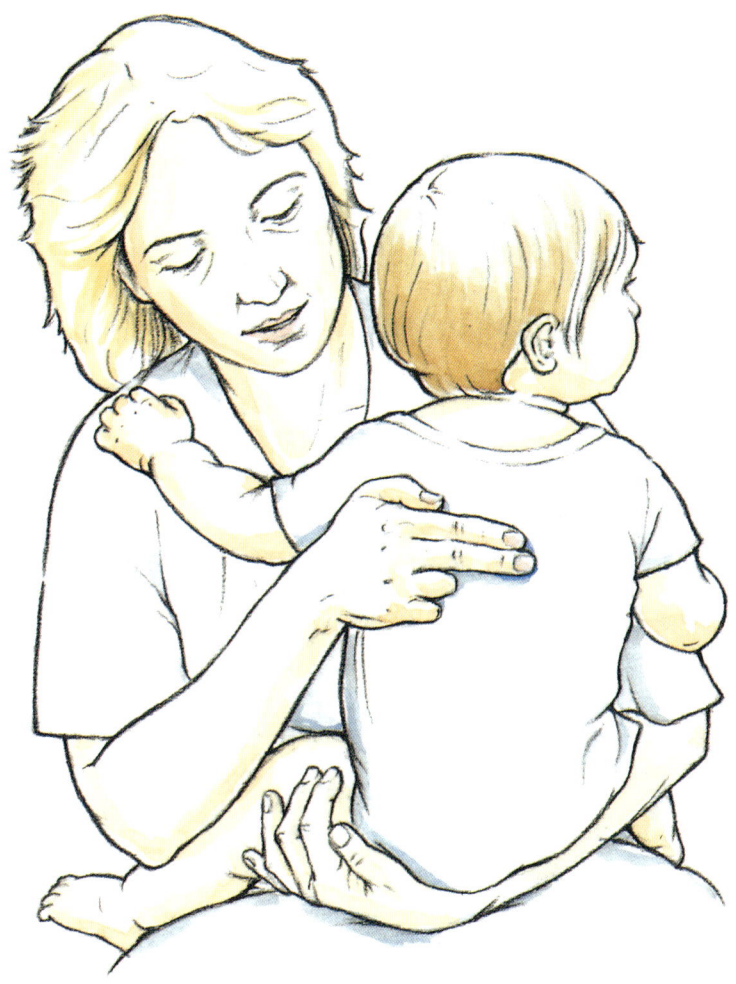

둔부 문지르기

손바닥의 아래 부분 혹은 집게손가락, 가운뎃손가락,
약손가락을 이용해 양쪽 엉덩이를 10~20회 주무른다.
그리고 척추의 꼬리와 좌골 바깥쪽까지 거리의 2/3
정도인 위치에 움푹 패인 곳을 찾는다. 집게손가락과
가운뎃손가락을 이용해 이 혈(환도)을 10~20회
문지른다.

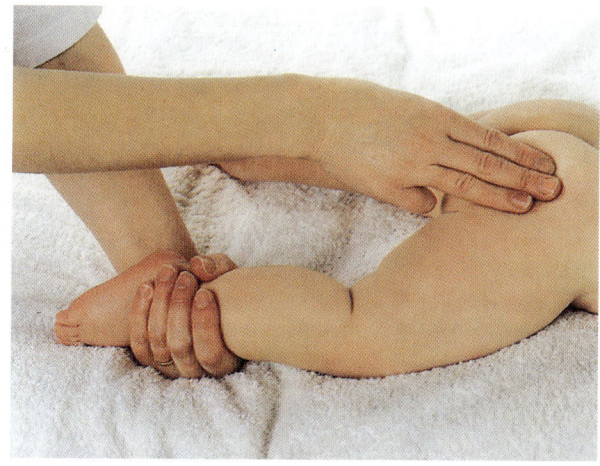

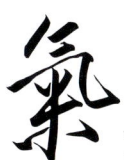

둔부 근육의 건강한 발육을 돕는다
다리를 강화하려면 다리의
신경계를 자극한다

다리와 발의 뒷부분

다리를 곧게 펴고 등을 대면 허벅지에 이르는 다리 표면 전체와
발바닥을 마사지할 수 있기 때문에 이 마시지를 행하는 데
편하다.

마사지 단계를 익히면서 아래와 오른쪽 사진을 계속
참고하기 바란다. 경혈과 마사지 부위의 정확한 부위는 각
단계에 표시되어있다.

한 다리에 마사지를 모두 한 다음에 다른쪽 다리에
마사지를 반복한다.

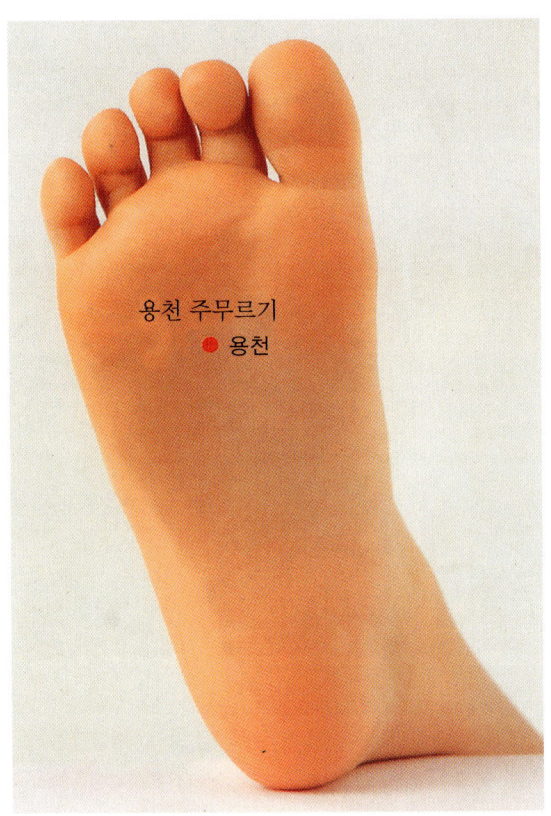

용천 주무르기
● 용천

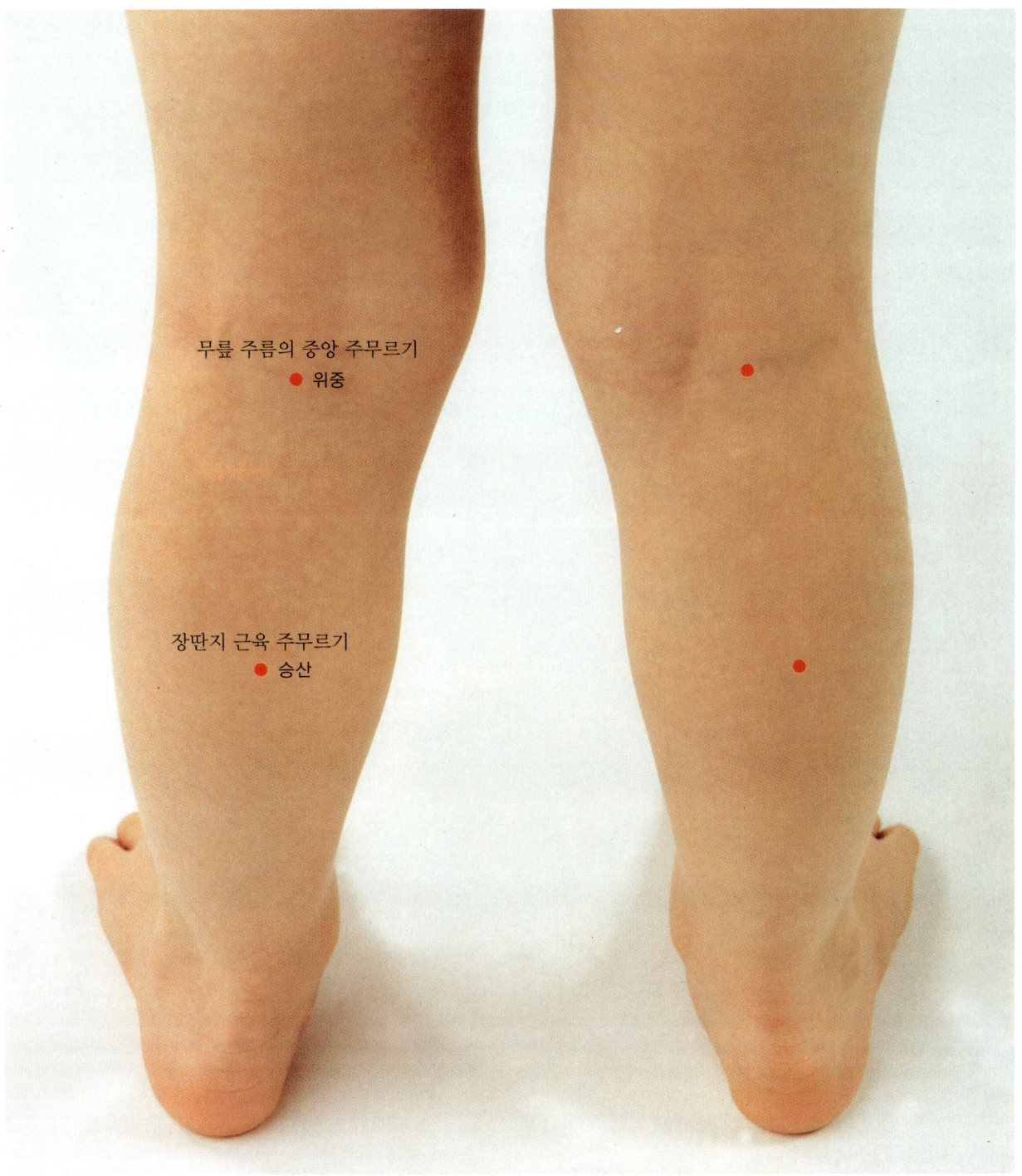

무릎 주름의 중앙 주무르기
● 위중

장딴지 근육 주무르기
● 승산

다리의 뒤를 쥐기

허벅지 위부터 천천히 다리를 5회 반복하여
내려오면서 쥐어 준다. 피부를 살짝 쥐어 올린
뒤에 1cm 내려와 반복한다.

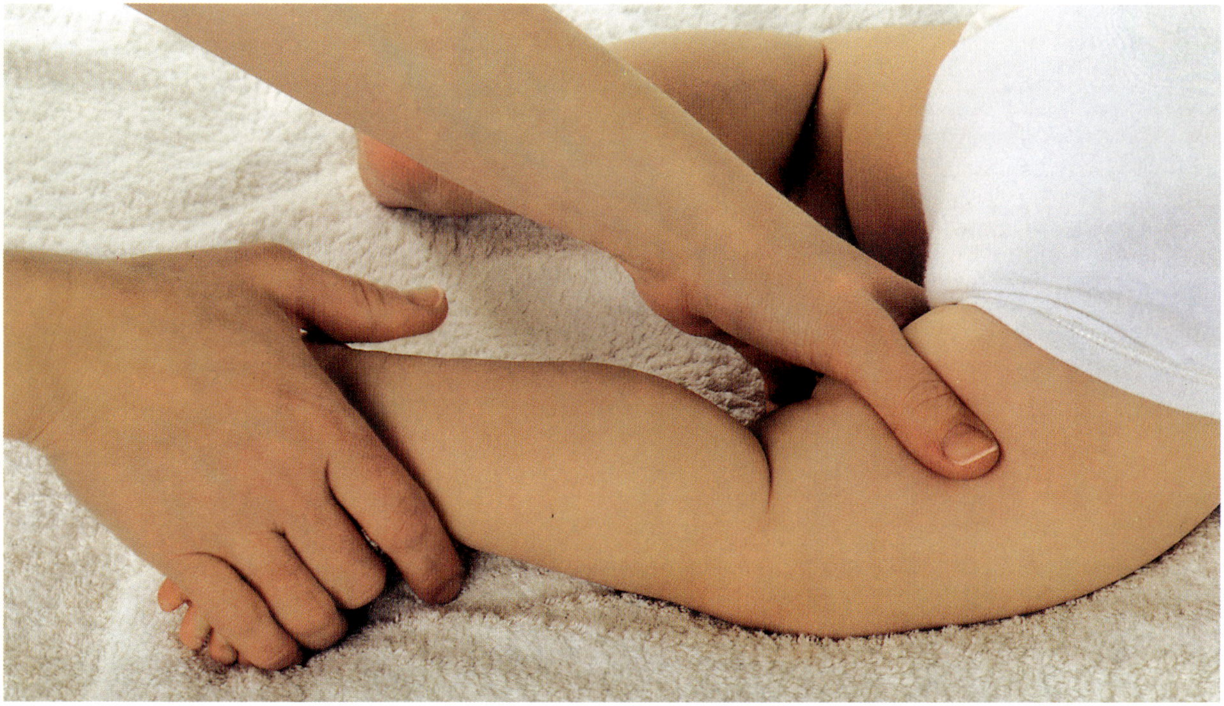

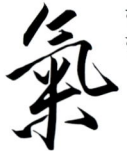

힘줄과 장딴지 근육의 기 흐름과
혈액 순환을 증진한다

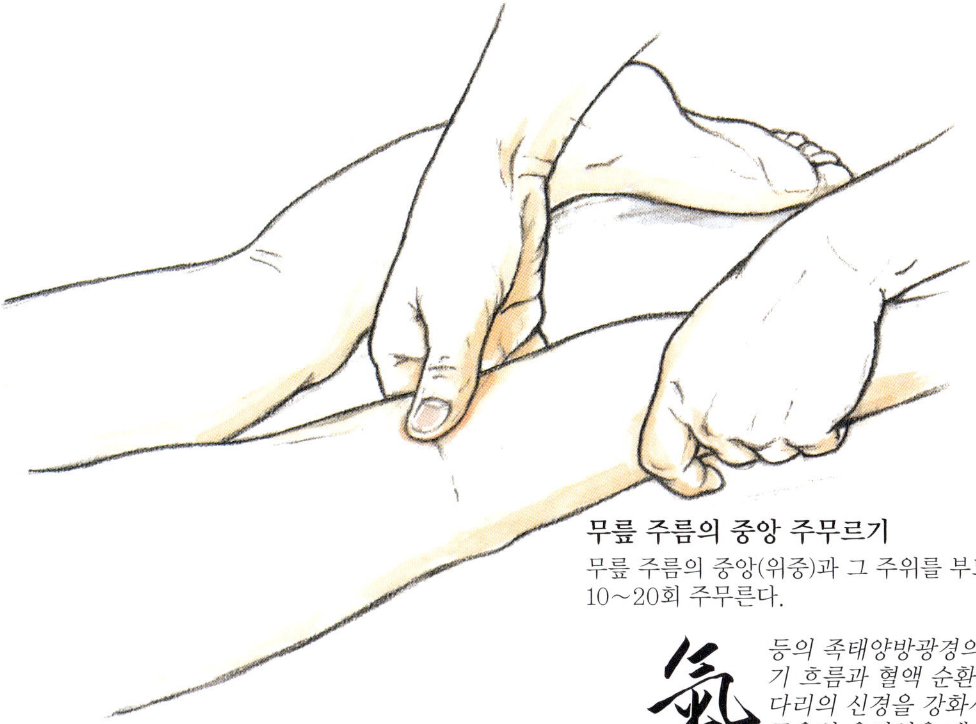

무릎 주름의 중앙 주무르기

무릎 주름의 중앙(위중)과 그 주위를 부드럽게
10~20회 주무른다.

氣   등의 족태양방광경의
기 흐름과 혈액 순환을 증진한다
다리의 신경을 강화시켜
근육의 움직임을 개선한다

장딴지 근육 주무르기

엄지를 이용해 장딴지 근육의 중앙
부위(승산)를 10회 주무른다.

氣   종아리를 강화한다
다리에 쥐가 나는 것을
예방한다

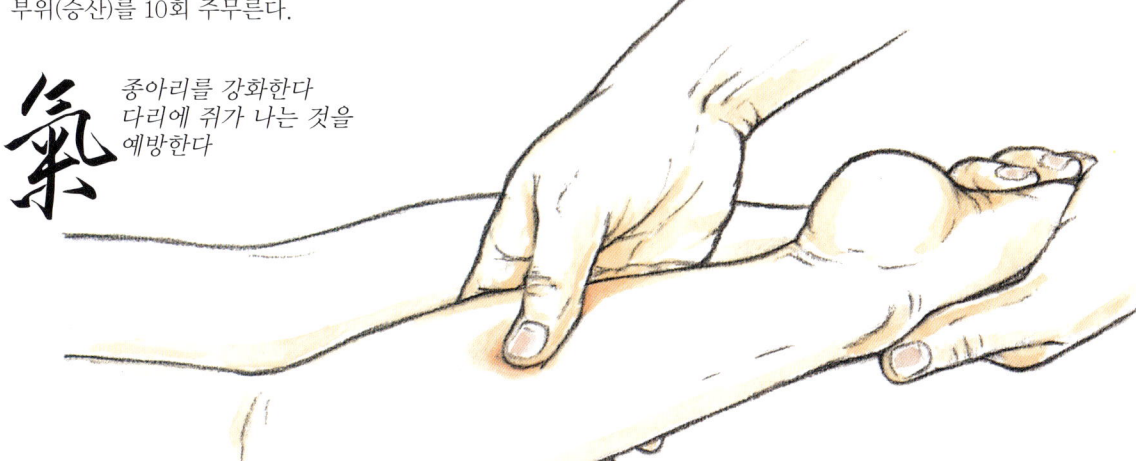

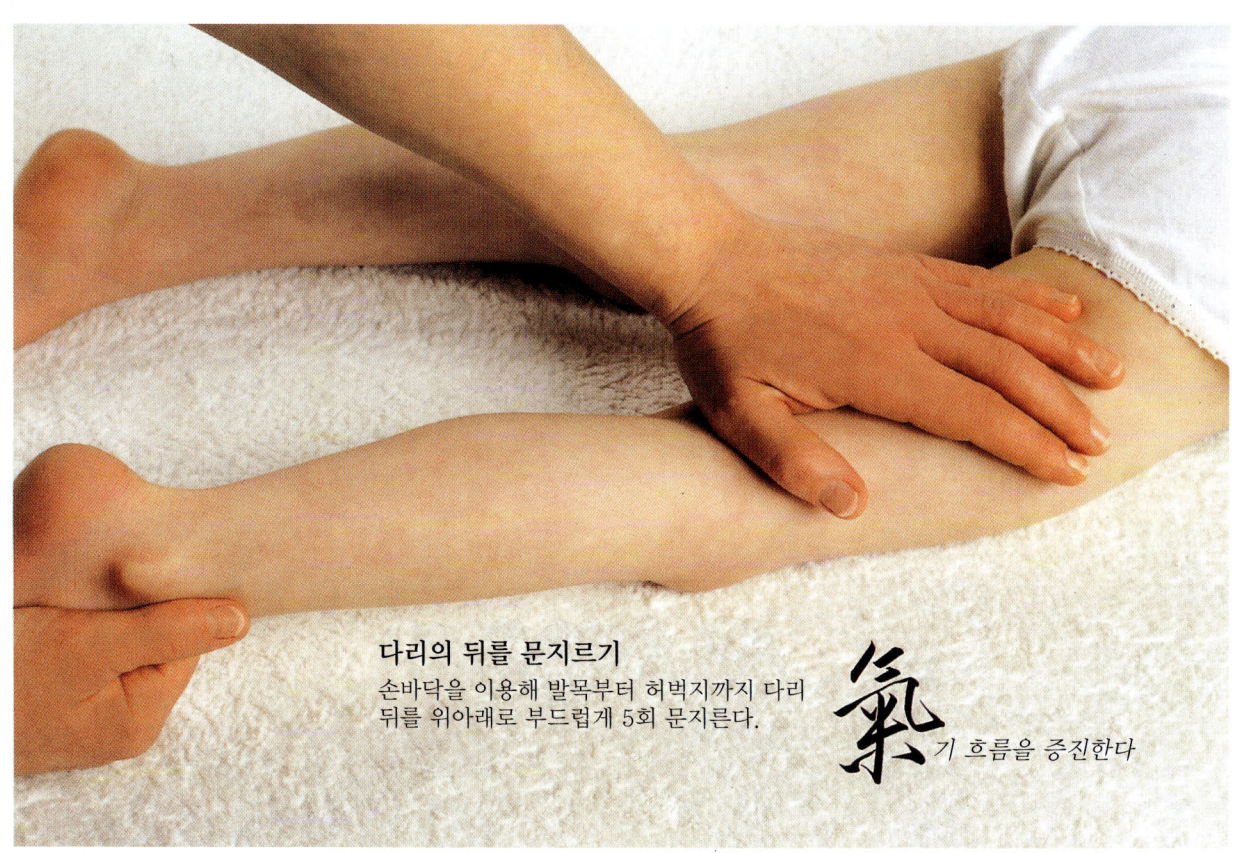

다리의 뒤를 문지르기
손바닥을 이용해 발목부터 허벅지까지 다리
뒤를 위아래로 부드럽게 5회 문지른다.

氣 기 흐름을 증진한다

용천 주무르기

용천은 발바닥에서 발뒤꿈치와 발가락 끝 사이의
중앙에 있는 혈이다. 가운뎃손가락이나 엄지를 이용해
이곳을 50회 주무른다. 그리고 엄지를 이용해 이곳을
가로질러 50회 문지른다.

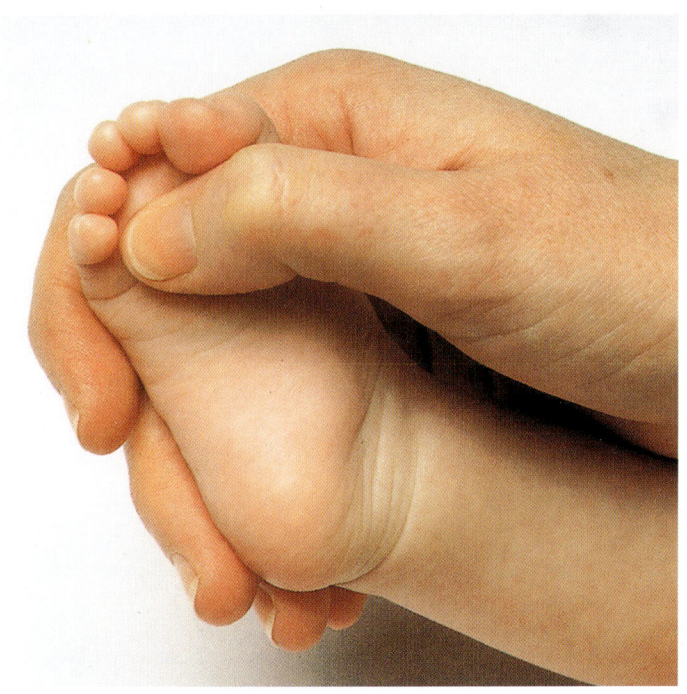

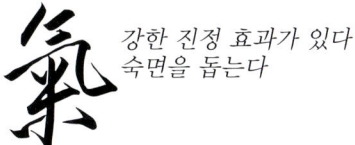

강한 진정 효과가 있다
숙면을 돕는다

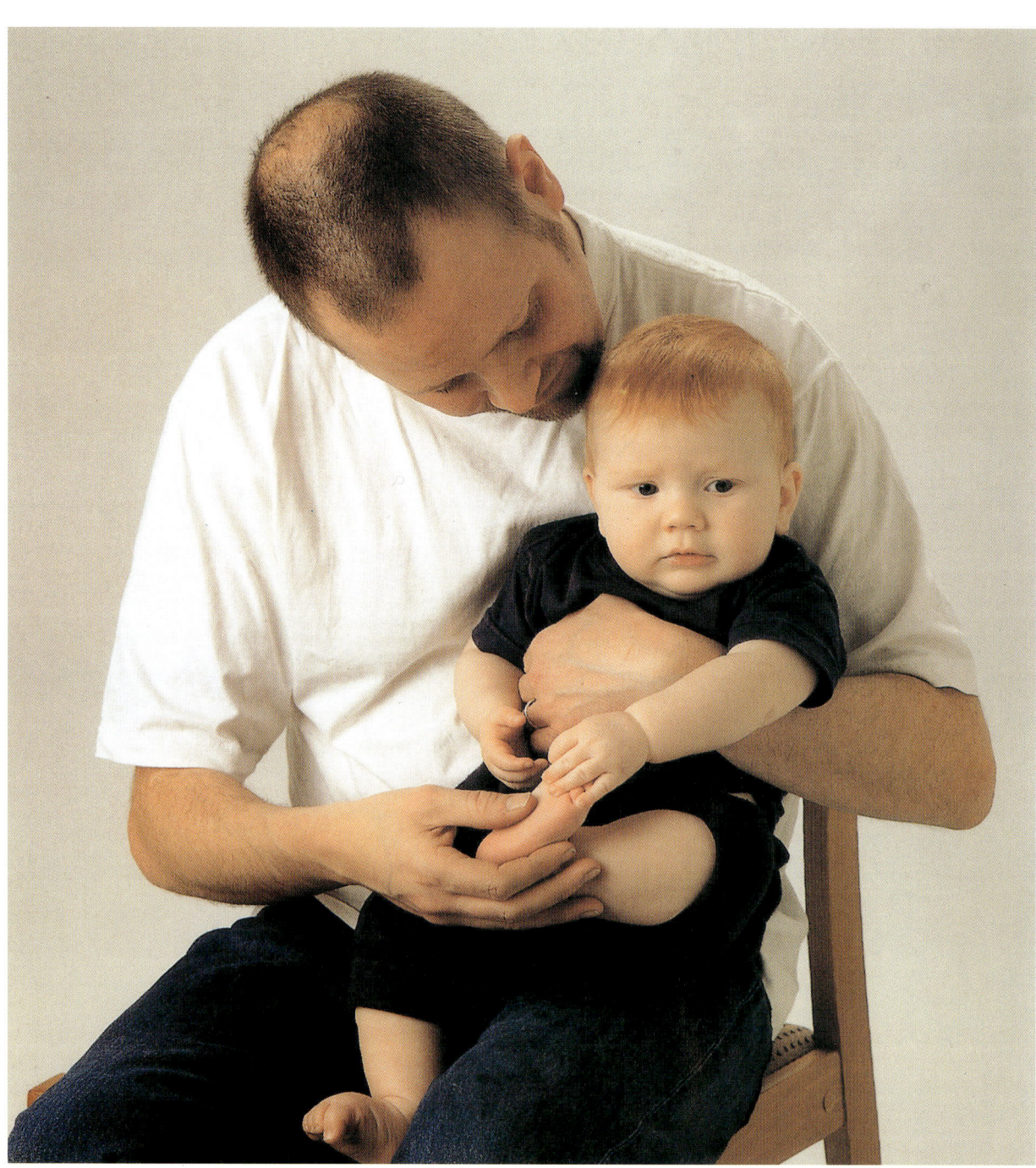

재미있게 마사지하기

건강 마사지를 익히다 보면 속도가 점점 빨라지는 것을 느끼게 된다. 아이도 각 단계에 익숙해져서 다음 단계를 기다릴 것이다. 마사지는 아이가 불안정해지는 것을 방지하기 위해 자세를 자주 바꿀 수 있어야 한다. 각 단계에 소개된 자세는 한 가지 예이기 때문에 경우에 따라 이를 자신에게 맞게 바꿀 수 있다.

　　건강 마사지를 놀이로 바꾸어 아이가 적극적으로 마사지를 받을 수 있게 한다. 앞의 손 마사지 또는 뒤의 발 마사지를 할 때, 손가락 장난을 하거나 노래와 동요를 부른다. 그리고 아이가 마사지를 따라할 수 있게 하여 다른 쪽 다리나 인형에 마사지를 하게 한다. 아이와 대화를 나누며, 마사지를 왜 하는지 알려 준다. "키가 쑥쑥 크고, 강해지라고 등을 문지르는 것이란다." 마사지를 하며 이야기를 들려주는 것도 좋다.

　　마사지에 기분이 안락해져서 아이가 잠에 빠질 수도 있다. 그러면 잠든 상태에서 마사지를 계속한다.

　　마사지는 부모와 아이 모두에게 기분이 좋은 경험이 되어야 한다. 아이가 안절부절못하면 노래나 이야기를 들려주어 신경을 분산시킨다. 그래도 계속 싫어한다면 마사지를 중단하고 나중에 다시 시도한다. 대부분의 아이들은 마사지의 육체적인 접촉과, 부모가 주는 일 대 일 집중과 관심을 좋아한다.

Chapter 4

치료법

한방 병원이나 한의원에서 추나 요법은 다양한 질병과 증세를 치료하는 데
사용된다. 병의 원인과 아이의 신체 조건을 전통 한의학으로 분석하여 치료를
위한 구체적인 처방을 제시한다. 이런 요법은 개별적인 필요에 부응하며,
진정으로 신체의 모든 면을 고려한다.

그러한 요법에 대한 처방은 이 책이 다루는 범위를 넘어서지만 아이들이
일반적으로 겪는 증세에는 언제나 핵심적인 요법이 공통적으로 사용된다.
이번 장은 감기, 기침, 밤울음, 불안정, 산통(疝痛), 이 갈기에 대한 다섯 가지
요법을 설명했다. 각 요법은 아이의 증세를 완화하고 신체를 건강하게
만든다.

대부분의 기술은 건강 마사지를 다루는 3장에 이미 소개되어 있으며,
사진과 지침이 나와 있다. 또한 각각의 증세와 추나가 어떤 방식으로 이를
치료하는지를 설명했다.

경고 : 기술을 적용할 때 2장의 지침을 따른다. 아이의 상태가 좋지 않다면
반드시 한의사와 상담한다.

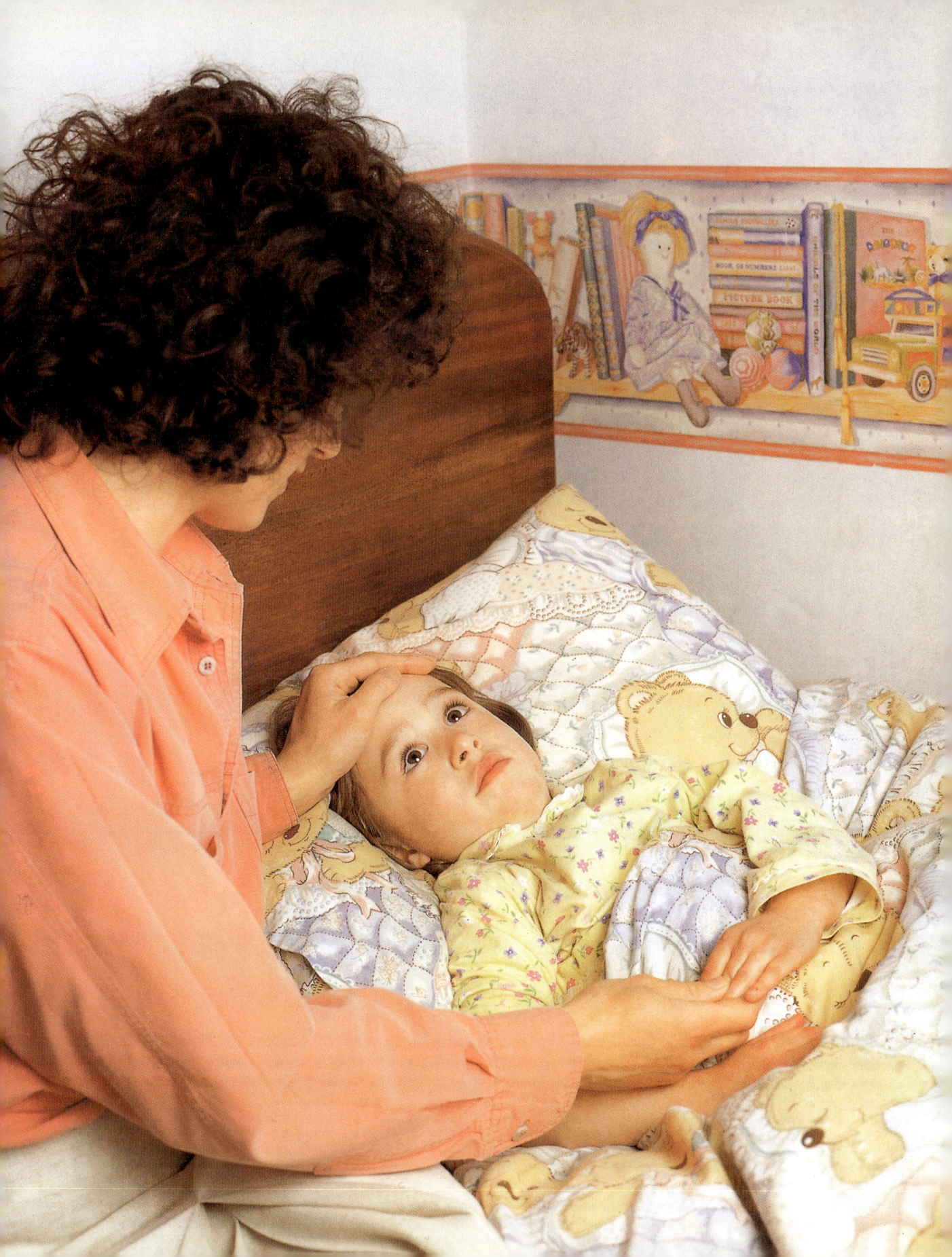

감기

감기는 아기와 어린아이들에게 매우 흔하게 발생한다. 감기 바이러스는 매우 다양하기 때문에 이를 완전히 예방하거나 치료하기는 어렵다.

일반적인 감기 증세로 콧물이나 코막힘, 재채기, 목의 통증, 체온 상승, 식욕 부진이 나타난다. 감기는 아이를 불편하게 하지만 증세가 그다지 심각하지 않고 며칠 이내로 완화된다.

추나 요법을 정기적으로 시행하면 기의 균형을 이루는 동시에 흐름을 증진하여 면역 체계를 강화하기 때문에 감기에 대한 저항력이 강해진다. 감기에 걸리더라도 옆 페이지의 요법은 증세를 완화하고 가슴과 귀 등으로 이차 감염되는 것을 방지한다. 요법의 순서는 어떻게 되어도 상관이 없으나 증세가 사라질 때까지 매일 한 번씩 시행해야 한다.

아이가 기침을 한다면 84~85페이지의 기침 요법을 시행하기 바란다.

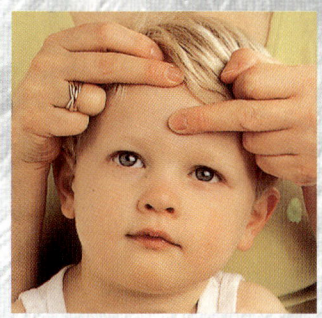

머리 문 누르기

눈썹 사이에서 시작하여
머리선까지 올라오며 양쪽
가운뎃손가락을 번갈아 사용하여
50회 눌러 준다.

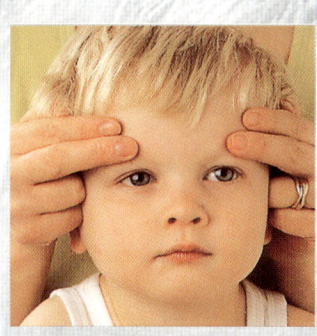

눈썹 문지르기

눈썹의 안쪽과 바깥쪽까지
집게손가락과 가운뎃손가락을
이용해 아이의 눈썹을 쓸어 준다.
50회 반복한다.

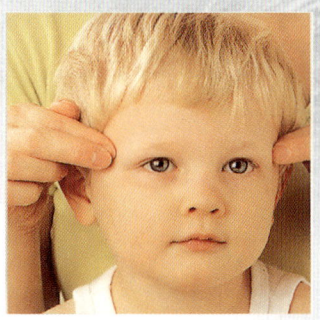

눈 끝의 패인 곳 주무르기

눈 끝에 움푹 패인 곳(태양)을
엄지를 이용해 50회 주무른다.

목과 머리 주무르기

한 손으로 아이의 이마를 지탱하고 다른 손으로
두개골 후면 아랫부분의 패인 곳(풍지)에 댄다.
엄지와 가운뎃손가락을 이용해 매우 부드럽게
목의 중앙선 양옆을 30회 주무른다.
그 다음에 귀 뒤에 튀어나온 뼈가 있는
부위(완골)에 엄지와 가운뎃손가락을 놓는다.
양쪽을 30회 주무른다.

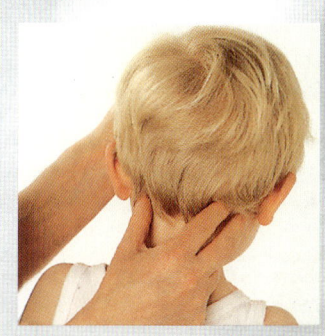

기침

모든 기침은 기관(氣管)의 자극에 대한 반사 작용으로 숨통을 틔워
주는 역할을 한다. 기침은 감기의 영향 때문이거나 그 자체로 나오는
경우가 있다. 기침은 두 가지 유형으로 구분할 수 있다.

　• 마르고 간지러운 기침은 대체로 기관에 염증이 생겼다는
신호이다. 염증이 오래 가지만 가래는 생기지 않는다.

　• 가래가 끓는 기침은 기관뿐만 아니라 허파에 심한 염증이
생겼다는 신호일 수 있다.

　기침은 기도가 막히는 것을 방지하는 보호 장치이기 때문에
기침약을 먹이는 것은 회복을 늦출 뿐만 아니라 상태를 악화시킬 수도
있다.

　오른쪽의 요법은 기침을 유발하는 신경을 진정시켜서 기도를
막히지 않을 정도로만 기침이 나오는 빈도를 줄여 준다. 기를
제어하고 흐름의 균형을 이루면 면역 기능이 강화되어 감염을 이겨 낼
수 있다. 요법은 원하는 순서대로 하루에 한 번씩 시행한다.

가슴의 상부 주무르기
흉골 중앙에서 위에 움푹 패인 곳에
손가락을 놓는다(천돌). 가운뎃손가락을
이용해 시계 방향으로 50회 주무른다.

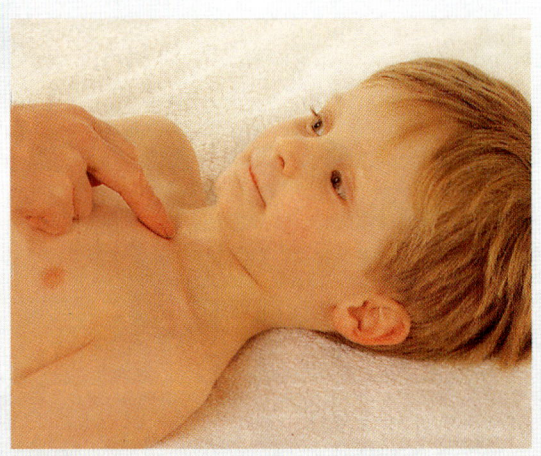

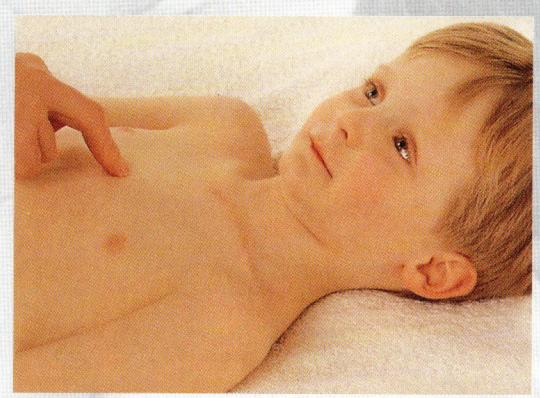

가슴의 중앙 주무르기

젖꼭지 사이 중앙 부위(전중)를
가운뎃손가락을 이용해
시계방향으로 100회 문지른다.
그리고 양쪽 엄지를 이용해
젖꼭지를 향해 문질러 나간다.

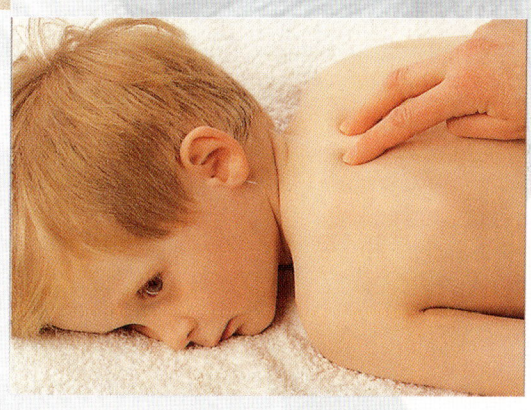

족태양방광경 혈 주무르기

족태양방광경은 척추 양옆에서
아이의 손가락 두 폭 떨어져서 죽
내려가 있다. 척추에 두 손가락을
사용해 양쪽 혈을 시계 방향으로
동시에 50회 주무른다.

어깨뼈의 위쪽 끝과 같은 선상에 있는
폐 혈(폐수)을 주무른다.

그리고 척추 뼈 한 칸 위의
혈(풍문)을 주무른다.

다시 한번 척추뼈 한 칸 위의
혈(대저)을 주무른다.

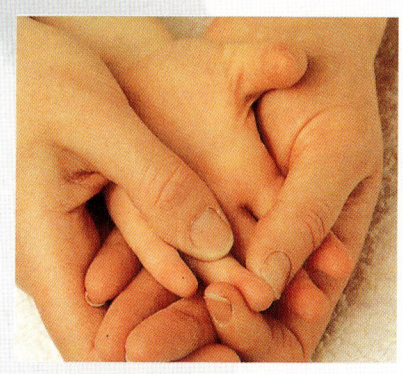

약손가락 문지르기

아이의 손바닥을 위로 향하게 하고
약손가락을 쥔다. 엄지를 이용해
약손가락의 끝부터 밑동까지
300회 문지른다.

밤울음과 불안정

아이들의 밤울음은 부모를 깨우는 종소리이다. 여기에
소개된 요법은 가족 모두가 숙면을 취할 수 있게
해준다.

아이를 진정시키고 잠을 재우려면 (다음 페이지
참고) 목욕이나 잠자리 이야기를 들려준 뒤에 등을 쓸어
준다. 아이가 밤에 깨어나면 간단한 이유가 — 기저귀가
젖은 경우, 너무 덥거나 추운 경우 — 아닌지 확인하고
다음 쪽의 요법을 시행한다. 조명은 환하게 하지 않고
분위기는 조용한 상태에서 아이가 편하게 잠들 수 있게
안정감을 주고 마사지를 한다.

어린 아기가 밤에 깨어나서 우는 이유는 대체로
사소한 소화 불량이기 때문에 배를 문질러 주는 것이
특히 효과적이다(옆 페이지 참고). 산통(疝痛)에 대한
요법은 88~89페이지를 참고하기 바란다.

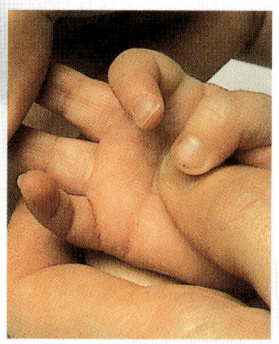

내팔괘 문지르기

내팔괘는 손바닥 중앙의 원형으로 중앙에서 가운뎃손가락에 이르는 거리의 2/3 길이이다. 내팔괘를 시계 방향으로 50회 문지른다.

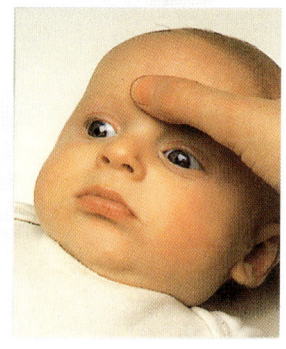

머리 문 누르기

눈썹 사이 중앙에서 시작하여 머리선에 이를 때까지 양쪽 엄지를 교대로 사용하여 50회 문지르며 올라간다.

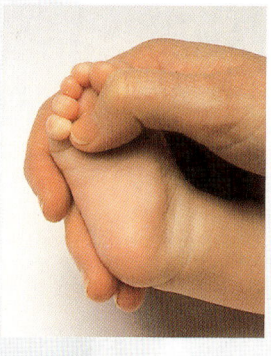

용천 문지르기

용천은 발바닥에서 발뒤꿈치와 발가락 끝 사이의 중앙에 있다. 가운뎃손가락이나 엄지를 이용해 이곳을 50회 주무른다. 그리고 엄지를 이용해 이곳을 가로질러 50회 문지른다.

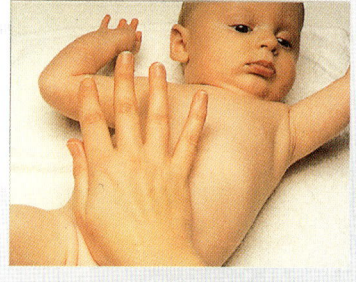

단전 주무르기

단전은 기가 축적되는 곳으로, 배꼽 바로 아래에 있다. 손바닥의 아랫부분을 이용하여 이곳을 시계 방향으로 100회 주무른다.

산통(疝痛)

대부분의 아기들은 산통에 가끔 걸리지만, 어떤 경우는
주로 저녁 시간에 매일 겪기도 한다. 편한 상태는
아니지만 아기에게 위험하지는 않다. 그러나 부모를
걱정시키기는 마찬가지여서, 부모는 아기와 함께
밤잠을 이루지 못한다.

산통은 3개월 이내의 아기가 장 문제로 겪는
통증이다. 산통의 증상은 아기가 끊임없이 울고, 배가
딱딱해지며, 배를 향해 다리를 들어올리는 것이다.

옆쪽의 추나 요법은 비장의 기를 증폭하여 소화를
돕고 산통을 완화시킨다. 아이가 산통을 느끼면
언제든지 이 요법을 시행한다. 만약에 정기적으로
산통을 겪는다면 다음 요법을 시행하여 증세가
나타나는 것을 예방하기 바란다.

산통 시기가 지나면 86~87페이지의 밤울음과
불안정에 대한 요법이 아이를 진정시키고 잠재울 수
있다.

배 문지르기

시계 반대 방향으로 원을 그리며 배 전체를 100회 문지른다. 어린 아기에게는 집게손가락, 가운뎃손가락, 약손가락을 이용하고, 성장한 아이에게는 손바닥을 이용한다.

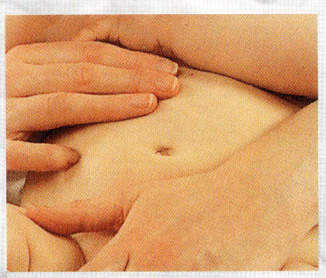

단전 주무르기

단전은 기가 축적되는 곳으로서, 배꼽 바로 아래에 있다. 손바닥의 아랫부분을 이용하여 이곳을 시계 방향으로 50회 주무른다.

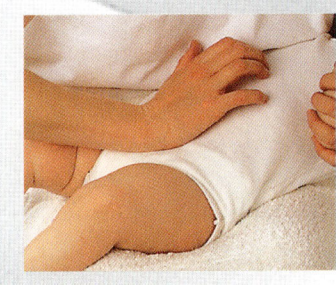

족삼리 주무르기

무릎받이에서 아이 엄지 세 폭 아래에 위치한 정강이뼈의 바깥쪽 위(족삼리)에 엄지를 댄다. 이곳을 엄지로 50회 주무른다.

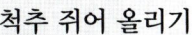

척추 쥐어 올리기

엄지, 집게손가락과 가운뎃손가락을 이용해 척추의 아래부터 쥐고 살짝 들어올린다. 한 번에 2cm씩 손을 척추 위로 옮겨 반복한다. 그리고 다른 손을 이용해 손가락이 맞닿게 한 채로 이를 반복한다. 척추 끝에 올 때까지 이를 반복한다.

경고 : 생후 2주가 되지 않은 아기에게 이 기술을 사용하지 않도록 한다. 또한 어린 아기에게는 극도로 조심스럽게 마사지한다.

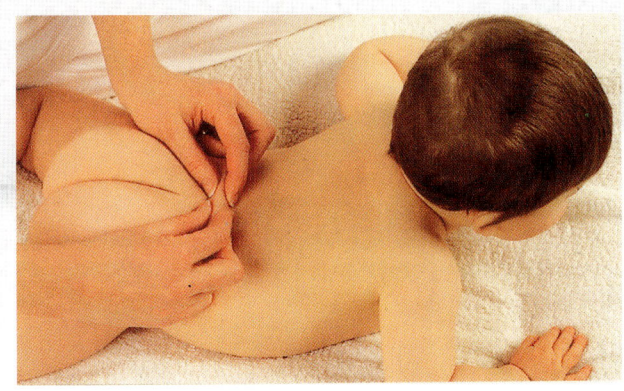

이 나기

상기된 뺨, 염증이 생기고 부운 잇몸, 안달하는 현상은
모두 이가 잇몸을 뚫고 나오는 것을 보여 주는
증세이다. 이것은 아이게게는 매우 고통스러운 과정이
될 수 있다. 밤에 잠을 이루지 못하거나 불안정하고,
잇몸이 아파서 음식을 가려먹을 수도 있다. 일단 이가
나면 통증은 금방 사라진다.

　　옆의 추나 요법은 이를 빨리 자라게 하고, 잇몸의
통증을 완화한다. 요법을 시행하는 순서는 어떻게 해도
상관이 없다. 이가 처음 나기 시작할 때부터 시작하여
잇몸 밖으로 완전히 이가 보일 때까지 요법을 시행한다.

　　만약에 아이가 잠을 이루지 못하면
86~87페이지에 소개된 밤울음과 불안정에 대한
요법을 따른다.

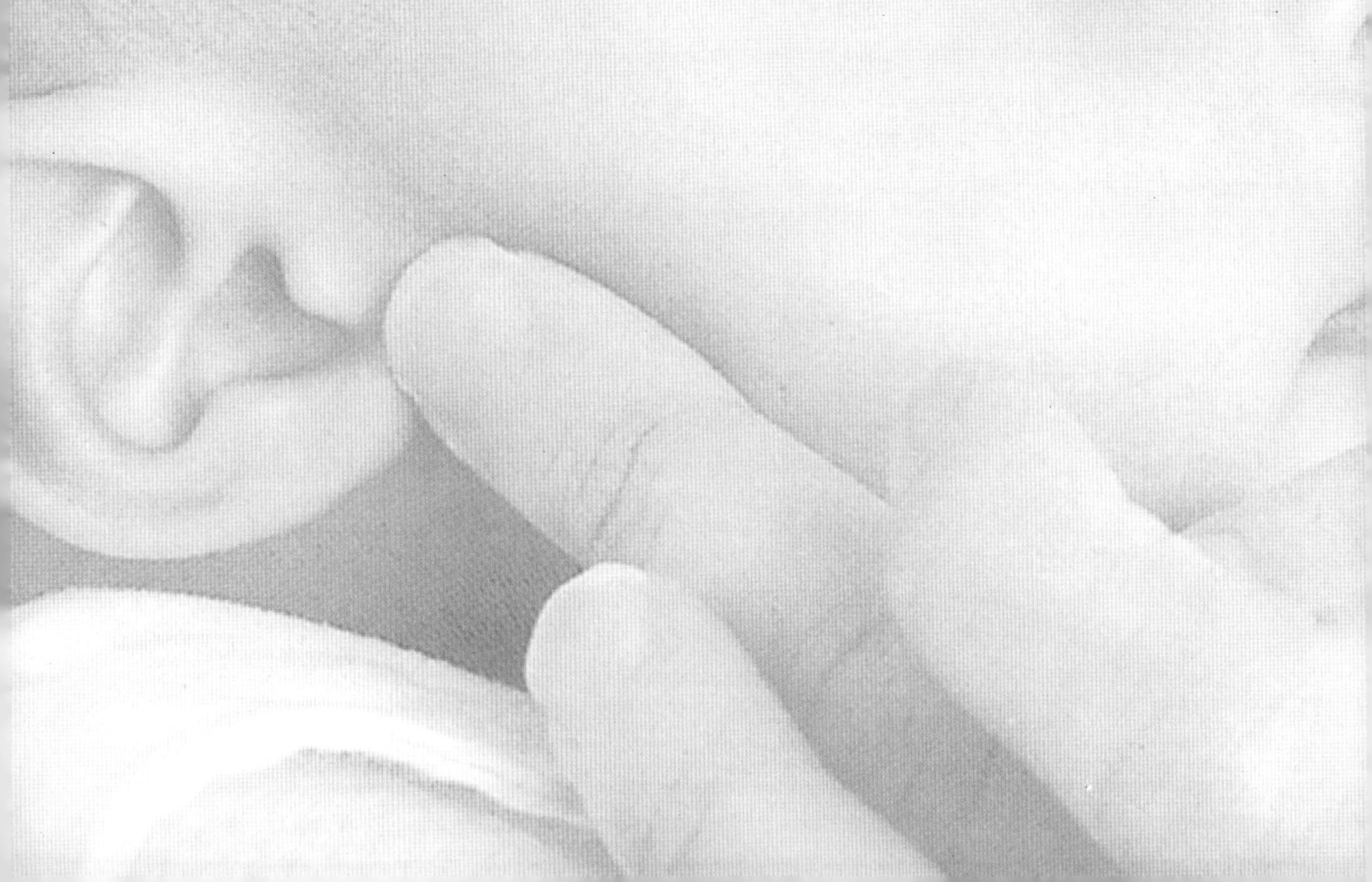

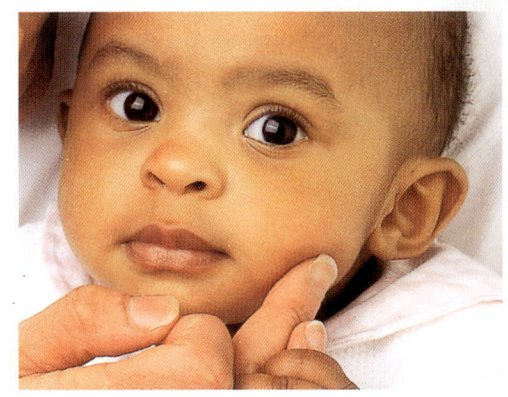

턱 근육 주무르기

턱뼈가 꺾이는 곳 바로 위에서 턱 근육의 중앙 부위를
찾는다. 이 혈(협거)을 가운뎃손가락으로 50회 주무른다.

광대뼈 아래 주무르기

턱 근육 혈 위쪽에 턱뼈와 광대뼈
사이의 틈을 찾는다. 이
혈(객주인)을 가운뎃손가락으로
50회 주무른다.

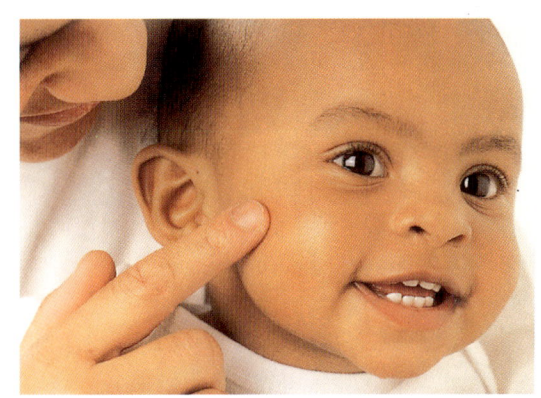

계곡 머리 주무르기

집게손가락과 엄지 사이의 살점 사이의
혈(합곡)을 주무른다. 50회 반복한다.

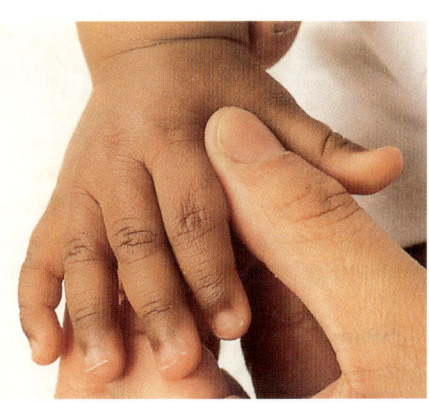

용어 설명

경혈의 주치 작용은 경락과 기본적으로 일치된다. 전신의 경혈의 주치에는 각기 특이성이 있으나, 같은 경락상의 경혈의 주치 작용에는 공통성도 있다.

어린아이는 어른에 비해 혈이 뚜렷하게 구분되지 않을 수도 있으며, 어떤 혈은 경락과 상관이 없이 유아에게만 사용되기도 한다. 혈의 위치는 해당 페이지에 설명되어 있다.

아래에는 총 12개의 경락과, 그에 관계된 경혈을 각 경락의 영어 약자로 표시하여 놓았다. 예를 들어 혈해(SP 10)는 족태음비경(Spleen Meridian)의 10번째 혈이다. 괄호 안에 영문 약자가 표시되어 있지 않은 것은 경락과 상관 없는 부위이다.

12경락

수태음폐경(手太陰肺經, Lung Meridian) LM(약자 표기, 이하 동일)
수양명대장경(手陽明大腸經, Large Intestine Meridian) LI
족양명위경(足陽明胃經, Stomach Meridian) ST
족태음비경(足太陰脾經, Spleen Meridian) SP
수소음심경(手少陰心經, Heart Meridian) H
수태양소장경(手太陽小腸經, Small Meridian) SM
족태양방광경(足太陽膀胱經, Bladder Meridian) BL
족소음신경(足少陰腎經, Kidney Meridian) K
수궐음심포경(手厥陰心包經, Pericardium Meridian) P
수소양삼초경(手少陽三焦經, Triple Energiger Meridian) TE
족소양담경(足少陽膽經, Gall Bladder Meridian) GB
족궐음간경(足厥陰肝經, Liver Meridian) LI

경혈

견료(S 14) 견봉 바깥쪽 끝의 패인 곳(p.41).
견우(LI 15) 팔을 굽히고 수평으로 들었을 때 어깨 앞의 위쪽에 패인 곳(p.40).
견정(GB 21) 경추 7번(머리를 앞으로 숙일 때 가장 많이 튀어나온 뼈)의 뾰족한 돌기에서 어깨 관절(견봉)의 뒤쪽 구석까지 이어지는 선의 중앙(p.44).
곡지(LI 11) 팔을 굽힐 때 팔꿈치 바깥 주름(p.41).

내관(P 6) 팔뚝의 아래 면, 팔목의 중앙 주름에서 아이의 손가락 세 폭 위, 커다란 힘줄 두 개 사이의 거의 중앙에 있다(p.40).
내팔괘 손바닥 중앙에 있고, 반경이 가운뎃손가락 밑동까지 거리의 2/3 정도 길이(p.29).
노궁(P 8) 손바닥의 중앙, 가운뎃손가락을 굽힐 때 손톱이 손바닥에 닿는 점(p.29).
단전 배꼽 바로 아래 부위, 기가 저장되어 있다(p.54).
대저(BL 11), 흉추 1번 뾰족한 돌기의 아래끝 부위와 같은 선상(p.85).
독비(ST 35) 무릎 바깥쪽의 패인 곳, 무릎받이의 아래쪽 가장자리와 같은 선상(p.61).
메리디안(meridian) 경락(經絡)의 영어명(p.66).
백회(D 20) 귀 사이의 머리 꼭대기(p.44).
비수(BL20) 비장의 혈, 흉추 11번 뾰족한 돌기의 아래 끝 부위와 같은 선상(p.67).
사죽공(S 23) 눈썹 바깥쪽의 패인 곳(p.45).
소천심 작은 심장 중앙, 손바닥 아래의 중앙, 팔목 주름 아래, 작은 소지구 돌기와 큰 소지구 돌기 사이(p.29).
소해(H 3) 팔을 굽힐 때 생기는 주름의 가장 안쪽(p.40).
승산(BL 57) 장딴지 근육이 접하는 곳의 바로 아래(p.73).
신맥(BL 62) 복사뼈 바깥쪽 아래의 패인 곳(p.60).
신수(BL 23) 콩팥의 혈, 요추 2번 아래의 가장자리와 같은 선상, 중앙선에서 아이의 손가락 두 폭 정도 떨어져 있다(p.67).
양지(S 4) 팔목 위 주름의 중앙(p.41).
영향(LI 20) 콧구멍 양쪽의 패인 곳(p.45).
완골(GB 12) 귀 뒤 측두골 유양 돌기 아래(p.44).
외관(S 5) 팔목 위 주름에서 손가락 세 폭 떨어진 거리, 요골(橈骨)과 척골(尺骨) 사이(p.41).
외팔괘 손등 중앙의 원형 부위, 직경이 손가락 가운데 마디 정도 길이(p.39).
용천(K 1) 발바닥 중앙선의 패인 곳, 발뒤꿈치에서 2/3 지점(p.72).
위중(BL 40) 무릎 관절 뒤 주름의 중앙(p.73).
이문(SI 19) 입을 열었을 때 귓구멍 앞에 패인 곳(p.45).
전중(R 17) 양쪽 유두(젖꼭지)와 연결선 정중앙. 흉골 중앙(p.55).

조해(K 6) 복사뼈 안쪽 중앙 바로 아래의 패인 곳(p.60).

족삼리(ST 36) 독비 혈에서 아이의 엄지 세 폭 아래, 경골 능에서 바깥쪽으로 엄지 한 폭 옆(p.61).

족태양방광경 등에서 척추의 양옆으로 내려가며 있고, 중앙선에서 아이의 손가락 두 폭 정도 떨어져 있다(p.66).

중완(R 12) 흉골의 아래쪽 끝과 배꼽 사이의 중간(p.55).

찬죽(BL 2) 눈썹 안쪽 끝에 패인 곳(p.45).

천돌(R 22) 흉골 꼭대기의 깊게 패인 곳(p.55).

천문 눈썹 사이 중간 위에서 이마 중앙(p.46).

천주 두개골 아래에서 뒷목으로 내려오는 중앙선(p.52).

태양 아이들의 경우, 눈의 바깥쪽과 귀 앞 사이(p.45).

대릉(P 7) 팔의 아래쪽 팔목 주름의 중앙(p.29).

폐수(BL 13) 폐의 혈, 흉추 3번 뾰족한 돌기의 아래 끝 부위와 같은 선상, 중앙선에서 아이의 손가락 두 폭 정도 떨어져 있다(p.67).

판문 엄지 밑동의 소지구(小指球) 융기(p.29).

풍문(BL 12) 흉추 2번 뾰족한 돌기의 아래 끝 부위와 같은 선상(p.85).

풍지(GB 20) 두개골 바로 아래의 척추 양옆의 크게 패인 부위(p.44).

하관(ST 7) 턱뼈와 광대뼈 사이 골의 협거 혈의 바로 위.

합곡(LI 4) 첫째 손가락뼈와 둘째 손가락뼈 사이의(V자 모양) 중간즘에 있다. 둘째 손가락뼈에 가깝다(p.28).

해계(ST 41) 발을 위로 올렸을 때 발목 관절 앞 주름의 중간(p.61).

혈해(SP 10) 슬개골 안쪽 경계와 장딴지 위로 수직으로 그린 선에서 무릎받이 위쪽으로 아이 손가락 세 폭 거리 위(p.61).

협거(ST 6) 턱뼈가 꺾인 곳 앞의 턱근육의 중앙(p.91).

환도(GB 30) 미골에서 좌골까지 거리에서 2/3 정도 되는 곳(p.67).

후계(SI 3) 새끼손가락 밑동 주름의 바깥쪽 가장자리(p.29).

참고서적

Fan Ya-li *Chinese Pedriatric Massage Therapt* Blue Poppy Press, 1994

Flaws, Bob Keeping your *Child Healthy with Chinese Medicine* Blue Poppy Press, 1996

Goodwin, Julia *Natural Babycare* Ebury, 1997

Luan Changye *Infantile Tui Na Therapy* Foreign Language Press, Beijing, 1989

Mercati, Maria Step-by-step *Tui Na : Massage to awaken body and mind* Gaia Books, 1997

Walker *Peter Babt Massage* Piatkus Books, 1995

Williams, Tom The Complete *Illustrated Guide to Chinse Medicine* Elements Books, 1996

색인

감수 | 강대인

한의학박사
강대인한의원장
대한한의사협회 약무이사
대한한의학회 약침학회 총무이사 겸 연구소장
(주)한의바이오시스템 전무이사
(주)민족의학신문사 이사

지은이 | 마리아 머케티(Maria Mercati)

추나 마사지와 태국 마사지의 서양 최고 주창자이자 스승. 잉글랜드 첼튼햄
의 바디하모닉스(BODYHARMONICS)를 설립했으며, 중국에서 직접 배운 것
을 통해 독특한 전통 마사지 기술을 가르치는 프로그램을 개발했다.
저서로 《추나 : 몸과 마음을 깨우는 마사지(Tui Na: massage to awaken body
and mind)》가 있다.

옮긴이 | 김효명

전문 번역가
《헤드 마사지》《판타지 레퍼런스》《노로고》《인터넷 시대의 일벌레들》
외 다수.

아이 사랑 행복 마사지

초판 1쇄 인쇄 2002년 6월 15일
초판 1쇄 발행 2002년 6월 20일

감 수 강대인
지은이 마리아 머케티
옮긴이 김효명
펴낸이 양동현

펴낸곳 도서출판 아카데미북
출판등록 제 13-493호
주소 서울 성북구 동소문동 4가 152-1 청기와1차 303호
대표전화 02) 927-2345 **팩시밀리** 02) 927-3199
이메일 academybook@hanmail.net

ISBN 89-87567-91-5 13510

잘못 만들어진 책은 구입한 곳에서 바꾸어 드립니다.